Produktives Altern

Mabuse-Verlag

Wissenschaft 127

Dr. phil. Sünje Lorenzen ist Dipl.-Volkswirtin und M. Sc. Wirtschaftspsychologin. Ihre Arbeitsfelder sind: neue Arbeitswelten, qualitative Forschungsmethoden und Alten- und Pflegeforschung.

Dr. phil. Katja Specht ist Dipl.-Psychologin. Ihre Arbeitsfelder sind: Freundschaftsbeziehungen, qualitative Forschungsmethoden und Alten- und Pflegeforschung.

Sünje Lorenzen
Katja Specht

Produktives Altern

Von der Kunst, wach, lebendig und aktiv zu bleiben

Mabuse-Verlag
Frankfurt am Main

Bibliografische Information der Deutschen Nationalbibliothek
Die Deutsche Nationalbibliothek verzeichnet diese Publikation in der Deutschen Nationalbibliografie; detaillierte bibliografische Daten sind im Internet über http://dnb.dnb.de abrufbar.
Informationen zu unserem gesamten Programm, unseren AutorInnen und zum Verlag finden Sie unter: www.mabuse-verlag.de.
Wenn Sie unseren Newsletter zu aktuellen Neuerscheinungen und anderen Neuigkeiten abonnieren möchten, schicken Sie einfach eine E-Mail mit dem Vermerk „Newsletter“ an: online@mabuse-verlag.de.

Kasseler Str. 1 a
60486 Frankfurt am Main
Tel.: 069-70 79 96-13
Fax: 069-70 41 52
verlag@mabuse-verlag.de
www.mabuse-verlag.de
www.facebook.com/mabuseverlag

Projektkoordination und Korrektorat: Simone Holz, Pisa,
www.lektorat-redazione-holz.eu/
Satz und Gestaltung: Walburga Fichtner, Köln
Druck: SOL Service GmbH, Schrobenhausen
ISBN: 978-3-86321-609-2
Printed in Germany

Inhaltsverzeichnis

Vorwort

Die vorliegende wissenschaftliche Abhandlung wurde 2020 unter dem Arbeitstitel „Produktives Altern – Von der Kunst, wach, lebendig und aktiv zu bleiben" von den Autorinnen Dr. Sünje Lorenzen (M. Sc. Wirtschaftspsychologin und Dipl.-Volkswirtin) und Dr. Katja Specht (Dipl.-Psychologin und Psychotherapeutin [i. A.]) als Gemeinschaftswerk erstellt.

Im Mittelpunkt der Studie steht zum einen das qualitative methodische Vorgehen mit einer sozialphilosophischen Begründung. Ein Staunen kommt auf, wenn beim Begründen des methodischen Vorgehens nach all den Jahren mal wieder Namen wie Erich Fromm und Ernst Bloch zu lesen sind – oder die stille Aufforderung zum Subjektiven von Robert Spaemann aufgegriffen wird. Mutig. Zum anderen die behutsame hermeneutische Auswertungsmethode nach „Kernsätzen", welche von Birgit Volmerg und Thomas Leithäuser entwickelt wurde. Von daher ist diese Studie ein deutlicher Hinweis darauf, dass wir in der Alternsforschung viel mehr die Älteren, die eigentlichen Experten, zu Wort kommen lassen und beim Forschungsvorgehen ihre Perspektive einnehmen sollten. Unterstützung holen sich die Autorinnen bei Thomas Fuchs, der mit verschiedenen Blickweisen – objektivierender, faszinierender oder verständnissuchender Blick – die Textinterpretation als eine Beziehungserfahrung wertet.

Dann die „Weckrufe" von Irvin Yalom – welch ein Genuss; ich bin begeistert, dies hier erwähnt zu finden. Alleine der Weckrufe wegen sollte die Studie veröffentlicht werden. Weckrufe im Alter, ob ein runder Geburtstag oder ein besonderes positives oder negatives Ereignis. Sie klingen wie die Entwicklungsstufen in der Kindheit nach Jean Piaget und entfalten doch in der Lebensphase Alter eine andere Bedeutung und lassen eine andere Deutung zu.

Die Erkenntnisse und Sichtweisen aus den Gesprächen der Studie orientieren sich am Ansatz der „produktiven Orientierung". Erst jetzt wird den

Leserinnen und Lesern sichtbar, wie die Architektur der Studie von den Autorinnen angelegt wurde. Hier verquicken sich die Aussagen und Einschätzungen aus den Interviews und Gruppendiskussionen mit Fromms Ansätzen und Erkenntnissen über das Alter zu einem neuen Inhalt. Die ausgewählten Gedanken, Bilder und Erinnerungsfragmente der älteren Menschen erfahren dadurch einen neuen Glanz, eine Bedeutung, die sich am Beginn des methodischen Vorgehens noch nicht zeigen konnte. Hier erweist sich die Auswertungsmethode als kongenial. Genau im Sinne von Rainer Maria Rilke, der in seiner „Sonette an Orpheus" meint: „Alles das Eilende wird schon vorüber sein; denn das Verweilende erst weiht uns ein."

Die Autorinnen sind, vermutlich aufgrund ihrer bisherigen Erfahrungen im sozialpsychologischen Forschungsfeld, mit Behutsamkeit – aber auch mit Engagement – unterwegs. Ihre Einstellungen gegenüber den Interviewpartnerinnen und -partnern und deren Aussagen sind Ausdruck einer Haltung, einer inneren Haltung, die oftmals nachahmenswert wäre. Von daher wünsche ich diesem Buch viele interessierte Leserinnen und Leser und den Autorinnen viele junge Zuhörerinnen und Zuhörer, die angewandte Sozialforschung lernen wollen. Denn diese Untersuchung stellt einen wichtigen Beitrag zur qualitativen Alternsforschung dar.

Die vorliegende Abhandlung zeugt nicht nur von Fleiß und Brillanz, sie lässt auch ohne Zweifel erkennen, dass sich Dr. Sünje Lorenzen und Dr. Katja Specht sicher im wissenschaftlichen Feld zu bewegen wissen.

Univ.-Prof. Dr. Bernd Seeberger
Diplom-Gerontologe, Universität UMIT TIROL
Hall in Tirol im Dezember 2020

1 Einführung in die Untersuchung

„Befiehl den letzten Früchten, voll zu sein;
gib ihnen noch zwei südlichere Tage,
dränge sie zur Vollendung hin, und jage
die letzte Süße in den schweren Wein."

Rainer Maria Rilke[1]

Unser Buch hat den Titel „Produktives Altern. Von der Kunst, wach, lebendig und aktiv zu bleiben" in Anlehnung an Erich Fromms Buch „Die Kunst des Liebens" (1956a). In seinem Vorwort hat der Sozialpsychologe und Psychoanalytiker Erich Fromm damals geschrieben, dass man von seinem Buch „keine simple Anleitung zur Kunst des Liebens" erwarten solle. Erich Fromm möchte seine Leserinnen und Leser davon „überzeugen", dass alle ihre „Versuche zu lieben fehlschlagen müssen", sofern sie nicht „aktiv" versuchen, ihre ganze „Persönlichkeit zu entwickeln", und es ihnen gelingt, „produktiv zu werden" (S. 439). Die Kunst des produktiven Alterns, die wir entwickeln, folgt dieser Überzeugung Fromms. Auch einer Kunst des produktiven Alterns geht es um die Realisierung von Möglichkeiten zur Aktivität und Produktivität bei den Herausforderungen, die das ältere Leben mit sich bringt. Möglichkeiten zur Aktivität und Produktivität im Alter sind individuell und persönlich verschieden. In unserer Untersuchung suchen wir nach diesen verschiedenen Sichtweisen der Kunst des produktiven Alterns, sei es in Interviews, in Gruppendiskussionen, in der Literatur und in sozialpsychologischen Theorie- und empirischen Untersuchungsperspektiven. Uns geht es darum, die vielfältigen Möglichkeiten einer Kunst des produktiven Alterns aufzuzeigen. Erich Fromm schreibt, es braucht zwei Schritte, eine Kunst zu erlernen. „Man muss einerseits die Theorie und andererseits die Praxis beherrschen." Erst wenn „die Ergebnisse meines theoretischen Wissens und die Ergebnisse meiner praktischen Tätig-

1 ein Auszug aus seinem Gedicht „Herbsttag" (1902)

keit miteinander verschmelzen", gelange ich „zur Intuition, die das Wesen der Meisterschaft in jeder Kunst ausmacht […]", und diese „Kunst muß uns mehr als alles andere am Herzen liegen […]" (S. 442 f.). Wir haben in Theorie und in Praxis nach Sichtweisen auf die Kunst des produktiven Alterns gesucht und stellen sie hier vor.

Für viele Menschen ist das Älterwerden nicht angenehm. Ganz im Gegenteil, die meisten erleben das Älterwerden als eine Zeit der Einschränkung, der Entbehrung und des Verlustes. Man kann die Dinge des Lebens, die man sein Leben lang wie selbstverständlich betrieben hat, zunehmend nicht mehr so selbstverständlich und unbedacht wie in jungen Jahren betreiben. Man wird verletzlicher und oft auch krank. Man muss den Verlust von geliebten Menschen verarbeiten und sich zunehmend um seine eigene Gesundheit kümmern. Mit dem Älterwerden verbinden sich in unserer Gesellschaft viele Unlustgefühle und Ängste. Als älterer Mensch kann man sich leicht aussortiert und ausgeschlossen fühlen.

In der Regel ist man lieber jung, gesund und hat den Großteil des Lebens noch vor sich, als älter zu werden und zu wissen, der größte Teil des Lebens ist erlebt und gelebt. Älter zu werden und dabei einigermaßen glücklich zu bleiben, kann man als eine Kunst verstehen, wie wir im Folgenden zeigen wollen. Alt und älter zu werden hat durchaus seine schönen und produktiven Seiten, die es zu entdecken gilt. Das Leben im Alter ist nicht bloß Abbau oder Einschränkung. Altern ist zwar nicht einfach und man muss sich dabei auch immer wieder etwas Mut machen, sich aufraffen, sich selbst und andere dabei unterstützen. Man kann das Altern auch als eine Chance für die Verwirklichung seiner eigenen Möglichkeiten in der Haltung der „produktiven Orientierung" verstehen, die Erich Fromm theoretisch entwickelt hat. In der Haltung der „produktiven Orientierung" entwickelt der Mensch seine Kräfte produktiv und kann zur vollen Reife seiner Persönlichkeit gelangen. Der eigene Charakter lässt sich bis ins hohe Alter entwickeln. Fromms Begriff der „produktiven Orientierung"[2] ist grundliegend für unsere Theorie des produk-

2 Die Sozialpsychologie von Erich Fromm hilft, die Eigeninitiativen, die „produktiven Orientierungen" alter Menschen zu verstehen. Uns geht es darum zu beschreiben, wie solche „produktiven Orientierungen", solche Eigeninitiativen von älteren und alten Menschen zum Ausdruck gelangen. Bei aller Pflege, Versorgung und Unterstützung,

tiven Alterns, wir werden ihn vertiefend in Kapitel 3 unserer Untersuchung erläutern.

Eine wichtige Erkenntnis unserer Untersuchung ist, dass ein gutes Leben im Alter maßgeblich davon abhängt, wie gut es einem Menschen gelingt, seine „produktiven Orientierungen" zu realisieren. Produktivität im Alter hat sicher viel mit einer Abwehr der Angst vor dem Sterben und dem Tod zu tun. Produktivität bestätigt aber auch die Erfahrung von selbstbewusster Lebendigkeit. Solche Erfahrungen kennen viele Wege, die auch in Erinnerungen aus- und eingehen.

Glücklich zu altern ist eine Kunst, bei der der Mensch sowohl der Künstler als auch sein eigenes Kunstobjekt ist. Es ist allzu leicht, beim Altwerden seine Produktivität aufzugeben und einem passiven Dasein zu verfallen. Man kann leicht seine Hoffnung verlieren und sich fragen, wozu das Leben eigentlich noch gut ist. Jeder muss seine ganz persönlichen eigenen Kräfte anstrengen, um nicht hoffnungslos[3] zu werden. Produktivität liegt auch darin, zu erkennen, was noch geht und was vielleicht nicht mehr so möglich ist.

Unsere Untersuchung ist eine qualitative Forschungsarbeit, das heißt, sie sucht nach vielfältigen Perspektiven des Alt- und Älterwerdens. So, wie es eine Kunst des Liebens gibt, so gibt es auch eine Kunst des Alterns, von der wir mit unserer Untersuchung etwas erkennen wollen. Es geht uns darum, möglichst vielfältige Sichtweisen aus Interviews, Gruppendiskussionen, aus Theorien und Literatur auf das produktive Älterwerden herauszuarbeiten und mit qualitativen empirischen Methoden zu erfassen. Jedes der folgenden Kapitel bemüht sich darum, eine Variante der Kunst des Alterns vorzustellen – so kann jedes Kapitel auch für sich alleine gelesen werden. Aber die Kapitel ergänzen sich auch und verbinden sich zu vielfältigen Blickweisen auf das produktive Älter-

die alte Menschen brauchen, müssen auch die „produktiven Orientierungen" ausreichend wahrgenommen und anerkannt werden. In der „produktiven Orientierung" steckt ein oft unbewusster Wunsch nach größtmöglicher Selbstbestimmung. Die „produktive Orientierung" unterstützt auch die Abwehr von Eifersuchts- und Neidgefühlen. In dieser Haltung erleben Menschen jeden Alters Glück und Freude.

3 Künstlerinnen und Künstler gehören zu den überzeugendsten RepräsentantInnen von Produktivität. Sehr häufig braucht man als KünstlerIn eine besondere innere Kraft, um nicht seine Hoffnung zu verlieren. Das Alter kann uns zu KünstlerInnen machen, die ihr Glück in der Arbeit suchen.

werden, die der Komplexität des Themas gerecht zu werden versuchen. Gerade qualitative Methoden sind geeignet, die gewünschte Vielfalt von Lebenserfahrungen im Alter zu erkennen. Jeder Mensch altert auf seine eigene Weise, dieser Wahrheit wollten wir uns methodisch nicht verschließen, sondern sie herausarbeiten.

Für unsere sozialpsychologische Untersuchung haben wir Interviews mit Männern und Frauen im Alter zwischen 70 und 97 Jahren geführt. Zur Auswertung haben wir elf Interviews ausgewählt, die in Kapitel 4 und 6 dargestellt sind. Viele unserer Interviews haben wir in Seniorenheimen geführt. Dort konnten wir auch häufig mit Pflegerinnen und Pflegern und Betreuerinnen und Betreuern längere Gespräche führen, mit denen wir unsere Erfahrungen mit dem Leben im Seniorenheim vertiefen konnten. Wir haben drei weitere Interviews mit sozialen Betreuern von alten Menschen geführt, die in Kapitel 5 interpretiert und ausgewertet sind. Des Weiteren haben wir acht Gruppendiskussionen mit Männern und Frauen im Alter zwischen 68 und 95 Jahren geführt. Drei unserer Gruppendiskussionen haben sich aus zwölf Bewohnerinnen und Bewohnern eines Seniorenheimes und zwölf Jugendlichen zusammengesetzt. Wir wollten damit generationsspezifische Sichtweisen aufeinandertreffen lassen. Die Methode der Gruppendiskussionen, wie wir sie angewendet haben, ist in Kapitel 7 vertiefend dargestellt. Die Auswertungen aller Gruppendiskussionen finden sich in den Kapitel 7 und 8. Unsere Interviews und Gruppendiskussionen wurden alle auf Tonband aufgenommen und transkribiert und anonymisiert. Im folgenden Kapitel erläutern wir ausführlich unser methodisches Vorgehen.[4]

4 Die in den Kapiteln 6, 7 und 8 eingeführten Unterüberschriften bestehen aus Kernsätzen, die wir aus der empirischen Auswertung unserer Untersuchung entwickelt haben. Die Kernsätze sind aus zentralen Aussagen unserer Interviewpartnerinnen und -partner und unserer Gruppendiskussionsteilnehmerinnen und -teilnehmer sowie gegenstandsbezogenen Assoziationen von uns zu den betreffenden Textsequenzen zusammengesetzt. Sie dienen als Wegweiser in unserer Untersuchung. In Kapitel 2.4 „Kernsätze als alltagssprachlich ausgedrückte Erfahrungskategorien" erläutern wir unser Verständnis von Kernsätzen genauer.

2 Methoden der Untersuchung

Bei den Erhebungs- und Auswertungsmethoden unserer Interviews und Gruppendiskussionen orientieren wir uns an Methoden qualitativer Sozialforschung, wie sie Erich Fromm, Alfred Lorenzer, Thomas Leithäuser, Birgit Volmerg, Jean-Claude Kaufmann, Ruth Cohn, Marie Jahoda und andere Sozialwissenschaftlerinnen und -wissenschaftler entwickelt haben. Unsere qualitativen Gruppendiskussionen und Interviews sind keine Frage-Antwort-Spiele, um wichtige Informationen über die Gesprächspartnerinnen und Gesprächspartner herauszufinden. Diese Untersuchung ist wesentlich verschieden von quantitativer Sozialforschung. Sie versucht der Komplexität der Thematik „nichtreduktionistisch“[5] zu begegnen.

2.1 Die Haltung der Interviewerinnen im Interview

Die Haltung der Interviewerinnen und Interviewer in der unmittelbaren Gesprächssituation ist in der quantitativen und qualitativen Sozialforschung verschieden, geradezu gegensätzlich. Erich Fromm schreibt in seiner Untersuchung „Psychoanalyse und Ethik“ (1947a):

> „Der Mensch ist kein unbeschriebenes Blatt, auf das erst die Kultur ihren Text schreibt. Er ist ein Wesen, das mit Energien ausgestattet und in besonderer Weise strukturiert ist. Er paßt sich an und reagiert dabei in spezifischer und feststellbarer Weise auf äußere Bedingungen.“ (S. 19)

5 Den Begriff von einer „nichtreduktionistischen Sozialpsychologie“ entwickelt Marie Jahoda in ihrem Aufsatz „Nichtreduktionistische Sozialpsychologie – ein fast aussichtsloses Unternehmen, zu faszinierend, um es unversucht zu lassen“ (1989).

Der Mensch passt sich „äußeren Bedingungen“ an, auch in der Interviewsituation. Solchem Anpassungsverhalten versucht man in der quantitativen Sozialforschung zu begegnen, indem InterviewerInnen die Haltung eines „unbeschriebenes Blattes“ einnehmen. Sie halten sich möglichst mit persönlichen Äußerungen zurück, oder am besten ganz aus dem Interview heraus, um der Gesprächspartnerin oder dem Gesprächspartner möglichst große Freiheit in ihrer bzw. seiner Entfaltung zu gewähren. In quantitativen Untersuchungssettings versucht man auf diese Weise eine möglichst wertneutrale Interviewsituation herzustellen. Bei Fragebogenerhebungen wird diese Neutralitätsanforderung verschärft. Sie gilt hier nicht nur für die Interviewerin oder den Interviewer, sondern auch für die Interviewten. Fragebögen werden so konstruiert, dass Interviewte möglichst in kurzen Sätzen oder nur in einzelnen Worten Antworten geben sollen. Die Reihenfolge der Fragen wird so festgelegt, dass möglichst keine Beeinflussung stattfindet. Auf diese Weise soll in der quantitativen Forschung störender Subjektivität begegnet werden und Objektivität gesichert werden. Äußerungen, die nicht in solche Settings passen, werden als Störfaktoren ausgesondert. Die besondere Weise des Menschen hat in solchen Settings keinen Platz.

Der Philosoph Robert Spaemann schreibt in seinem Buch „Personen“ (1996), dass solche konstruierten Settings in der Sozialforschung über Menschen wenig aussagen:

> „Ein neutrales, intersubjektiv kontrollierbares psychologisches Testverfahren, in dem alle subjektiven Faktoren von der Seite des Versuchsleiters ausgeschaltet sind, gibt uns zwar exakte Ergebnisse, aber über das, was ein Mensch wirklich ist, sagen sie wenig aus. Die Persönlichkeit eines Menschen erschließt sich nur demjenigen in ihrer Tiefe und ihrem Reichtum, der etwas von sich selbst in diese Erfahrung investiert. Nicht die unpersönlichste, sondern die persönlichste Wahrnehmung offenbart uns am meisten von dem, was die Wirklichkeit an sich selbst ist. Es gehört zu den immer noch nicht ausgeräumten Vorurteilen des neuzeitlichen Denkens, etwas sei umso objektiver, je weniger subjektiv es ist.“ (S. 99)[6]

6 vgl. Katja Specht: „Wahre Freundschaft“ (2020, S. 33)

Spaemann verweist auf die „weitverbreitete“ irrtümliche „Auffassung“, wie Erich Fromm es formuliert, „daß der Ausschluß von Werturteilen ein Beweis für wissenschaftliches Denken sei“[7]. Sozialwissenschaft ist eine „Wissenschaft vom Menschen“[8]. Will man Menschen erforschen, kann man nicht schon im Untersuchungssetting ihrer Entfaltung entgegenstehen. Es macht deshalb in der qualitativen Sozialforschung keinen Sinn, menschliche Regungen aus der Forschung als Störvariable auszusondern.

Beide, die Interviewten und die InterviewerInnen, sind „keine unbeschriebenen Blätter“. So sollten InterviewerInnen in der qualitativen Sozialforschung keine bloß neutralen MethodenanwenderInnen sein, sondern GesprächspartnerInnen. Zur qualitativen Methode gehört eine offene freundliche Zugewandtheit verbunden mit kritischem Denken. Mit einer solchen Haltung kann sich ein lebendiges Gespräch entwickeln, das eine offene Gestaltung der Kommunikation ermöglicht. In der qualitativen Sozialforschung wird das lebendige menschliche Gespräch gesucht. „‚Lebendig sein‘ ist eine dynamische, keine statische Größe“, schreibt Erich Fromm in „Psychoanalyse und Ethik“ (1947a, S. 17).

Es geht in der qualitativen Interviewsituation um die Entfaltung eines Gesprächs zu einem Thema[9], auf das sich Interviewte und InterviewerInnen gemeinsam einlassen. Die Interviewten stehen im Mittelpunkt des gemeinsamen Gesprächs. In diesem methodischen Setting sind die Interviewenden aktiv. Sie fördern die Erkenntnisgewinnung im Interview.

2.2 Erinnerungen und produktive Orientierungen im Interview und in der Gruppendiskussion

Bei unseren Interviews, genauso wie in unserer Haltung als LeiterInnen von Gruppendiskussionen, versuchen wir lebendige Gespräche anzuregen und

7 vgl. „Psychoanalyse und Ethik“ (1947a, S. 15)

8 vgl. ebd., S. 18

9 Ruth Cohn entwickelt in ihrer Studie „Von der Psychoanalyse zur themenzentrierten Interaktion“ (1975) die „themenzentrierte Interaktion“ als ein Gruppentherapieverfahren. Leithäuser und Volmerg arbeiten Cohns Überlegungen in „Psychoanalyse in der Sozialforschung“ (1988) als eine Methode des Gruppendiskussionsverfahrens aus. Ariane Schorn entwickelte sie zur der Methode des „themenzentrierten Interviews“ (2000) weiter.

„Erinnerungen zu wecken“, wie es Katja Specht mit ihrer Untersuchung „Wahre Freundschaft. Beziehungskulturen der Freundschaft – eine sozialpsychologische Untersuchung“ (2020) methodisch eingeführt hat und auf die folgende Weise beschreibt:

> „In meinen Interviews habe ich versucht, Erinnerungen zu wecken. Durch eigene Erfahrungen und Erzählungen kam es oft vor, dass sich meine InterviewpartnerInnen an eigene Geschichten und Erfahrungen zum Thema aus ihrem Leben erinnert haben.“ (S. 38)

Erinnerungen haben eine große Bedeutung in den Gesprächen mit älteren und alten Menschen. In unseren Interviews erinnern sich unsere Gesprächspartnerinnen und -partner gerne an frühere Zeiten. Erinnerungen beleben und motivieren sie. Geteilte Erinnerungen führen zu lebendigen Gesprächen mit alten Menschen. Erinnerungen befördern ein Innehalten im Alltag, ein Verweilen im Gespräch und befreien aus dem Trott alltäglicher Routinen. Erinnerungen beinhalten das Potenzial zur „reflexiven Thematisierung“. Sie führen zu einer produktiven Entwicklung von Gesprächsthemen. Die Wirkungen von „reflexiven Thematisierungen“ hat Sünje Lorenzen in ihrer Untersuchung „Kreativität und Innovationsmanagement – Eine wirtschaftspsychologische Untersuchung am Beispiel der Werbebranche“ (2017) auf die folgende Weise beschrieben:

> „Wenn die ‚reflexive Thematisierung‘ gelingt, wird sie selbst kreativ. Interviewerin und Interviewter werden dann zu einer Art Forschungsteam, die in gemeinsamen Gesprächen und Reflexionen erkunden, erforschen, herausfinden und erkennen wollen, was das Thema ist.“ (S. 32 f.)

Mit Erinnerungen in Gesprächen lässt sich „erkunden, erforschen, herausfinden und erkennen“, welches die Themen sind, die unsere Gesprächspartnerinnen und Gesprächspartner im Alter in ihren verschiedenen Lebenszusammenhängen beschäftigen. Mithilfe der „reflexiven Thematisierungen“ lassen sich diese Themen im Gespräch entwickeln und bearbeiten. Mit der Thematisierung von Erinnerungen haben wir die „produktiven Orientierungen“ unserer Gesprächspartnerinnen und Gesprächspartner kennengelernt. Unser Ziel war es, das Alltagsleben von alten Menschen in seiner Vielfalt zu verstehen und zu beschreiben.

Den Begriff der „produktiven Orientierung", der für diese Untersuchung zentral ist, hat Erich Fromm entwickelt. „Produktive Orientierungen" sind Haltungen, mit denen der Mensch seine persönlichen Kräfte entwickeln kann. Je produktiver ein Mensch sich entwickelt, desto unabhängiger und freier wird er im Denken und Handeln und desto eher entwickelt er seine Beziehungen zu sich selbst, zu seinen Mitmenschen und zu den Dingen, die ihn umgeben, gelingend. Möglichst produktiv zu sein, reif und weise zu werden, ist das Ziel der menschlichen Entwicklung. Den Begriff der „produktiven Orientierung" werden wir im nächsten Kapitel näher erläutern.

Der Mensch kann sich in jeder Lebensphase produktiv entwickeln, auch in der Lebensphase des Alterns. Mit unserer Untersuchung wollen wir die „produktiven Orientierungen" in der Lebensphase des Alterns besser verstehen. Es geht uns darum, unsere Interviews und Gruppendiskussionen so zu gestalten, dass „produktive Orientierungen" zum Zuge kommen. In diesem Sinne gestalten wir Gespräche, in die sich alle Beteiligten mit eigenen „produktiven Orientierungen" einbringen können und in denen sich keiner in seinen Rollen – als InterviewerInnen oder Interviewte, als LeiterInnen von Gruppendiskussionen oder als Teilnehmerin oder Teilnehmer – zurückhält oder gar versteckt. In solchen erfahrungsfördernden Interviews und Gruppendiskussionen arbeitet man gemeinsam an Themen, in denen sich die „produktiven Orientierungen" artikulieren und zeigen können.

Gerade auch in Gruppendiskussionen geht es darum, dass gemeinsame Gespräche entstehen, in denen sich die Teilnehmerinnen und Teilnehmer wechselseitig anregen und von ihren „produktiven Orientierungen" erzählen. Auch in solchen Gesprächen bringen wir als DiskussionsleiterInnen etwas von unseren eigenen Persönlichkeiten ein und begnügen uns nicht allein mit der GesprächsleiterInnenrolle. Solche Haltungen der Gesprächsführung im Interview und in der Gruppendiskussion empfehlen Thomas Leithäuser und Birgit Volmerg in ihren Untersuchungen „Psychoanalyse in der Sozialforschung" (1988) und „Entwurf zu einer Empirie des Alltagsbewusstseins" (1977). Eine vertiefende Darstellung der Methode der Gruppendiskussionen findet sich in der vorliegenden Untersuchung in Kapitel 7 „Gruppendiskussionen mit alten Menschen".

2.3 Der forschende Blick in der Auswertung

Mit einer wohlwollenden kritischen Haltung machen InterviewerInnen und GruppendiskussionsleiterInnen das Interview und die Gruppendiskussion zu einem gemeinsamen Forschungsgespräch. Es geht darum, in der Kommunikation eine kalte Distanz auszuschließen, die häufig mit unerkannten Machtansprüchen einhergeht. Diese Haltung gilt es in der Auswertung fortzusetzen. Wenn wir Interviews und Gruppendiskussionen interpretieren, sind wir auch persönlich involviert. Wir nutzen unsere persönlichen Erfahrungen und Erinnerungen, um Texte zu verstehen und ihren Sinn zu explizieren. Ohne diesen Bezug zu eigenen Erfahrungen und Erinnerungen, so eine Grundannahme der qualitativen Sozialforschung, lassen sich Texte nur unzureichend verstehen.

Als Wissenschaftlerin und Wissenschaftler ist es für eine Textinterpretation wichtig, sein persönliches Textverständnis, den persönlichen „Blick" auf den Text, den man beim Interpretieren gewinnt, zu reflektieren und in die Auswertung einzubeziehen. In seiner phänomenologischen Untersuchung „Leib-Raum-Person" (2000) unterscheidet der Philosoph und Psychiater Thomas Fuchs verschiedene Blickweisen, darunter die persönliche, die man beim Interpretieren eines Textes beachten sollte. Dazu gehören der „objektivierende Blick", der „faszinierende Blick" und der verständnissuchende Blick. In diesen Blicken drücken sich bestimmte Beziehungsformen aus. Thomas Fuchs versteht den „Blick" als Beziehungserfahrung mit anderen Menschen, sich selbst und Dingen. Wir haben diese persönliche Reflexion auf unser Textverstehen in unsere Untersuchung aufgenommen. Im Alltag hat man ganz selbstverständliche Blickweisen, die einem mehr oder weniger bewusst werden können. Schon in der Phase der Erhebung, im Interview und in der Gruppendiskussion ist der persönliche Blick der Forschenden zu berücksichtigen. So wird der persönliche Blick ein Stück weit objektiviert und seine Analyse in die Auswertung aufgenommen.

Dieser „objektivierende Blick" ist einer den Gesprächspartnerinnen und Gesprächspartnern zugewandter und verständnisvoller Blick. Er zielt auf Verständnis. Er ist nicht eine, wie Thomas Fuchs den „objektivierenden Blick" auch beschreibt, den Gesprächspartner bloß zu Dingen machende Objektivation. Er ist kein „kalter, musternder, abweisender, verachtender oder feindlicher Blick" (S. 284). So beschreibt Thomas Fuchs auch den Blick des Voyeurs, „der aus der Distanz beobachtet, ohne sich selbst dem Blick auszusetzen". Der Voyeur macht die GesprächspartnerInnen zu bloß dinglichen Objekten. Dieser verdinglichende Blick macht aus einer möglichen Kommunikation von „Ich und Du“ ein Verhältnis von Ich und Ding.

In Gesprächen mit alten Menschen wird man mit seinen eigenen Ängsten vor dem Tod konfrontiert. Unsere Gesprächspartnerinnen und Gesprächspartner waren zum Teil weit über 90 Jahre alt. Sie haben uns deutlich gemacht, dass das Leben für sie nicht mehr lang sein wird. Man gibt sich im Leben gerne der angenehmen Illusion hin, dass das Leben unendlich lang ist und man selber unsterblich. In solchen Gesprächen mit alten Menschen kann man solche Illusionen schwerlich aufrechterhalten und auch ist nach solchen Gesprächen der Traum vom unendlich langen und gesunden Leben zerstört.

Interviews und Gruppendiskussionen mit alten Menschen wirken wie „Weckrufe“, wie sie der Psychiater und Psychoanalytiker Irvin D. Yalom in seiner Untersuchung „In die Sonne schauen. Wie man die Angst vor dem Tod überwindet“ (2010) beschrieben hat. Yalom beschreibt „Weckrufe“ als „eindringliche Erfahrungen“, die aus dem Modus des alltäglichen Lebens „herauskatapultieren“ (S. 39 f.). Sie erschüttern das alltägliche Denken, sie „rütteln auf“ und fordern einen zur Reflexion auf das eigene Leben auf. Sie wecken existenzielle Fragen an einen selbst wie zum Beispiel: „Wie will ich leben? Wer will ich sein?“ Gespräche mit älteren Menschen können „Weckrufe“[10] sein.

Im kalten, „objektivierenden Blick“ der Forschung verstehen Wissenschaftlerinnen und Wissenschaftler solche Fragen als Störvariable. Man sollte bei diesem kalten Blick der Forschung selber keine eigene Rolle spielen. Allein die Gesprächspartnerin bzw. der Gesprächspartner ist das Objekt der Forschung. Auf diese Weise lassen sich auch die eigenen Todesängste der Forschenden abwehren. Lässt man sich in der Forschung auf die zwischenmenschliche Kommunikation ein, auf einen wohlwollenden Blick zwischen „Ich und Du“ ein, dann lernt man in Gesprächen mit alten Menschen ihre Sorgen und

10 In seinem Buch „Altersreise“ (2013) schreibt Henning Scherf, dass die Beschäftigung mit alten Menschen die „Auseinandersetzung mit der eigenen Zukunft“ anregt. „Man macht sich rechtzeitig mit etwas vertraut, was so oder so ähnlich früher oder später auf einen selbst, auf den Partner oder die Freunde zukommt. Da kann man sich dann schon einmal aus der Anschauung heraus überlegen, wie man später leben möchte und was man vielleicht anders haben möchte.“ (S. 22)

Nöte, ihre produktiven und unproduktiven Haltungen besser zu verstehen und kommt auch dem Verständnis seiner eigenen Ängste näher und damit auch den Ängsten der Gesprächspartnerinnen und Gesprächspartner.

2.4 Kernsätze als alltagssprachlich ausgedrückte Erfahrungskategorien

In unseren Interviews und Gruppendiskussionen wurden vielfältige Erfahrungen, die mit dem Älterwerden zu tun haben, besprochen und ausgedrückt. Unsere Auswertung der Interviews und Gruppendiskussionen folgt der „Kernsatzmethode", die Thomas Leithäuser und Birgit Volmerg als ein hermeneutisches Auswertungsverfahren von Texten entwickelt haben. Leithäuser und Volmerg entwickelten dieses hermeneutische Auswertungsverfahren der qualitativen Sozialforschung im Rahmen ihrer Untersuchung eines Industriebetriebes. Diese Untersuchung ist nachzuvollziehen in ihrem Buch „Betriebliche Lebenswelt" (1986). Vertieft dargestellt sind ihre Untersuchungsmethoden in „Psychoanalyse in der Sozialforschung" (1988).

Die von Volmerg und Leithäuser entwickelte Kernsatzmethode ist ein Auswertungsverfahren für Interviews und Gruppendiskussionen. Ihr Anspruch ist es, dass qualitativen Forschungen zugrunde liegende, oft sehr umfangreiche Textmaterial zu systematisieren und seine Essenz herauszuarbeiten. Zentral ist, dabei nicht die Komplexität des Materials zu reduzieren, sondern sie zu erhalten und darzustellen. Die Kernsatzmethode ist ein induktives Verfahren, das heißt, sie gewinnt ihre Kategorien aus dem Textmaterial, anstatt schon im Vorhinein Kategorien einem Textmaterial aufzudrängen. Um die Kernsatzmethode anzuwenden, werden aufgezeichnete Interviews und Gruppendiskussionen transkribiert und dann in einem hermeneutischen Verfahren systematisch nach Kernsätzen durchsucht.

Kernsätze sind von den Teilnehmerinnen und Teilnehmern der Gruppendiskussion und der Interviews selbst formuliert. Die Gruppendiskussion oder das Interview findet im Modus der Alltagssprache statt, die, wenn man sie sich genau ansieht, weit weniger systematisch und verstehbar ist, als man zunächst denkt. In „Psychoanalyse in der Sozialforschung" (1988) schreiben Volmerg und Leithäuser, dass Kernsätze „alltagssprachliche Verallgemeinerungen im Fluss der Diskussion" oder des Gesagten sind. Kernsätze fassen oft vorher Artikuliertes zusammen und sind tendenziell kategorisierend. In ihnen wird spontan etwas deutlich, dass nicht nur der, der es in dieser Form ausgedrückt hat, versteht, sondern für alle am Forschungsprozess Beteiligten spontan verstehbar und interpretierbar ist.

Eine Interpretation von Kernsätzen ist eine weitere Ausarbeitung von Themen, die in Interviews oder Gruppendiskussionen stecken. Kernsätze drängen Interpretationen zur Objektivität. Die Kernsatzmethode wird eingesetzt, um den Sinn von Texten zu erschließen. Kernsätze sind für die Forschenden Wegweiser zu einer systematischen Textinterpretation. Die Regeln alltäglicher Rede finden in Kernsätzen ihren prägnanten Ausdruck.

Kernsätze werden bei Volmerg und Leithäuser auf die folgende Weise definiert:

> „Kernsätze sind natürliche Verallgemeinerungen im Fluss der Diskussion. Sie bringen auf den Punkt, was besprochen wurde und schließen häufig eine Phase der Diskussion ab. [...] Die Struktur eines Kernsatzes enthält alle relevanten Merkmale eines signifikanten Satzes der Umgangssprache:
> - den Situationsbezug in der Perspektive der Sprechenden
> - den Sachverhalt, über den gesprochen wird
> - die Angesprochenen, an die sich die Äußerung richtet und
> - die Intention der Sprechenden.“ (S. 245)

Kernsätze werden in einem zu interpretierenden Text aufgesucht und gefunden, beziehungsweise auch aus Teilsätzen des Textes montiert und, wenn notwendig, mit eigenen Formulierungen der Interpreten ergänzt. Eine Kernsatzfindung ist eine Methode der Sinnerschließung und Sinnsuche. Es geht um das Herausfinden und Ausarbeiten des Sinns von Texten im Gegensatz zu ihrer Zuordnung zu Kategorien. Dabei hat die Kernsatzmethode eine eigene produktive Qualität. Sinnerschließung ist kein logisch geradliniger und berechenbarer methodischer Forschungsschritt. Im Gegenteil, man kann und muss zuweilen lange im „Dunkeln“ tappen, bis sich Sinn auffinden lässt.[11]

11 Sigmund Freud beschreibt in seiner Arbeit „Triebe und Triebschicksale“ (1915, S. 210 f.) Sinnsuche in der therapeutischen und wissenschaftlichen Arbeit als einen Prozess, in dem man „konventionelle“ und „dunkle Grundbegriffe“ in der „wissenschaftlichen Tätigkeit“ aufgeben lernt. Bei der Textinterpretation gelingt auf ganz ähnliche Weise die Sinnsuche.

3 Eine theoretische Einführung mit Erich Fromm

„Wunsch und Vermögen,
ohne gemeine Hast zu sein,
das Wichtigste zu sehen,
das Unwichtige zu vergessen:
dergleichen ist eigentliches Leben im Alter."
Ernst Bloch[12]

In dieser Untersuchung haben wir die Forschungsperspektiven von Erich Fromm aufgenommen. Erich Fromm hat eine eigenständige kritische Gesellschaftstheorie entwickelt, in der psychoanalytische, soziologische, sozialpsychologische und ökonomische Perspektiven vermittelt sind. Er gehört zu jenen Wissenschaftlern und Wissenschaftlerinnen, die an der Psychoanalyse orientiert den kritischen Impuls des Denkens in der Forschung entwickeln. In unseren Interviews und Gruppendiskussionen haben wir nach solchen kritischen Impulsen unserer Gesprächspartnerinnen und Gesprächspartner gesucht und sie gemeinsam mit ihnen in Gesprächen zu Themen entwickelt. Unsere Gespräche mit alten und älteren Menschen haben wir in der Fromm'schen Forschungsperspektive zu interpretieren und zu verstehen versucht.

Viele sozialpsychologische Untersuchungen beschäftigen sich mit den traurigen und unproduktiven Lebensverhältnissen im Alter – mit der gesellschaftlichen Entfremdung,[13] von der die Phase des Alterns besonders betrof-

12 vgl. „Das Prinzip Hoffnung" (1959, S. 44)

13 In seiner Untersuchung „Psychoanalyse und Ethik" (1947a) macht Erich Fromm auf die paradoxe Situation aufmerksam, dass die Psychologie und die Psychoanalyse sich hauptsächlich mit Krankheitsbildern und Neurosen beschäftigen und damit ganz wesentlich die nicht-produktiven Orientierungen erforschen. Was aber zu einer „normalen, reifen und gesunden Persönlichkeit gehört" (S. 56), findet in der Forschung und Wissenschaft kaum Beachtung. Mit der Erforschung der „produktiven Orientierungen" will Fromm diese Forschungslücke schließen.

fen ist. In unserer Untersuchung widmen wir uns den „produktiven Orientierungen“ alter Menschen. Wir wollen eine Theorie der Kunst des produktiven Alterns entwickeln, die sich von den gesellschaftlichen Leistungsansprüchen emanzipieren kann. Uns geht es darum zu zeigen, dass die Phase des Älterwerdens auch ihre produktiven Seiten hat und dass diese zentral für ein gelingendes Leben im Alter sind. In ihnen rührt sich der kritische Impuls, der Widerstand gegen mögliche Entfremdungen und drohende Depressionen, die das Alter bereithält.

3.1 Produktive Orientierungen und spontanes Tätigsein

In der Perspektive Erich Fromms entwickelt sich der Mensch über Beziehungsformen, die er zu sich selbst, zu anderen Menschen und zu den Dingen in seiner Umwelt aufnehmen kann. Der Mensch kann sich Dinge aneignen und er kann sich mit Menschen und zu sich selbst in Beziehung setzen. Der Mensch macht sein ganzes Leben lang Beziehungserfahrungen. Gerade auch im Alter, nach dem Ende der Berufstätigkeit, nach Veränderungen in der Familie, der man angehört, und nicht zuletzt in Seniorenheimen werden Verhaltensänderungen notwendig. Dies führt auch zur Umbildung von alltäglichen Beziehungen. Menschen können ihre Beziehungen zu sich selbst, zu anderen und zu den Dingen im Verlauf ihres Lebens produktiv und unproduktiv gestalten. Je produktiver Menschen die Gestaltung ihrer Beziehungen gelingt, desto eher gelingt auch ein produktives Leben. Was Erich Fromm unter dieser „Produktivität“ versteht, hat er in seiner Untersuchung „Psychoanalyse und Ethik“ (1947a) beschrieben. In der Haltung der „produktiven Orientierung“ gewinnt das Wesen des vollentwickelten und reifen Menschen seine Gestalt. Erich Fromm beschreibt das wie folgt:

> „Produktivität ist die Fähigkeit des Menschen, seine Kräfte zu gebrauchen und die in ihm liegenden Möglichkeiten zu verwirklichen.“ Dazu muss der Mensch „frei sein“ und darf von „niemandem abhängen“, „der ihn und seine Kräfte beherrscht. [...] Produktivität bedeutet, daß der Mensch sich selbst als Verkörperung seiner Kräfte und als Handelnder erlebt; daß er sich mit seinen Kräften eins fühlt und daß sie nicht vor ihm verborgen und ihm entfremdet sind.“ (S. 57)

In der Haltung der „produktiven Orientierung“[14] kann der Mensch sein eigenes Leben und seine Beziehungen zu anderen und zur Welt zur Entfaltung bringen und sich selbst und seine Umwelt beleben. Die „produktiven Orientierungen“ charakterisieren die lebendigen Seiten, des Handelns, des Denkens und des Fühlens der Menschen und ihr „spontanes Tätigsein“. Der voll entfaltete Mensch – der „reife und produktive Mensch“ – leitet „das Gefühl seiner Identität davon her, „daß er sich als ein Handelnder erlebt“, der im Tun, im spontanen Tätigsein, „mit seinen Kräften eins ist“ (S. 50).

Mit dem „spontanen Tätigsein“ verbindet Erich Fromm eine „zentrale Ich-Erfahrung“, die er in seinem Buch „Die Revolution der Hoffnung“ (1968a) wie folgt beschreibt:

> „Die Ich-Erfahrung gibt es nur im Zustand spontanen Tätigseins, nicht jedoch im Zustand passiven Untätigseins, eines Dämmerzustandes, bei dem man wach genug ist, um seinen Geschäften nachzugehen, aber nicht wach genug ist, um sein ‚Ich‘ als ein tätiges Zentrum in sich zu spüren.“ (S. 322)

14 „Produktive Orientierungen“ entspringen dem Lebensbereich einer „inneren Aktivität“. Diese „innere Aktivität“ beinhaltet Momente von Freiheit. Fromm verdeutlicht diesen Gedanken an der Unterscheidung der Erfahrung von „Hunger“ und „Appetit“. Seinen Hunger zu stillen gehört eher in den Bereich der notwendigen Grundbedürfnisse, Appetit zu haben gehört in die Sphäre „innerer Aktivität“. Seinen Appetit zu befriedigen „ist keine Notwendigkeit, sondern ein Ausdruck von Freiheit und Produktivität. Die damit verbundene Lust kann als Freude bezeichnet werden“, schreibt Fromm in „Psychoanalyse und Ethik“ (1947a, S. 119). Ganz ähnlich versteht Fromm die menschliche Beziehung zu dem „Geschmack“, die „ein Ergebnis der kulturellen Entwicklung und Verfeinerung“ ist und sich „nur dank einer Situation des Überflusses entwickeln“ (S. 119) kann. Auch produktive Liebe, „das engste Verhältnis zwischen zwei Menschen, in dem zugleich die Integrität jedes einzelnen gewahrt wird“ (S. 119), gehört in den Bereich dieses „Überflusses“. „Freude und Glück“ sind Begleiterscheinungen solcher Produktivität. Fromm schreibt:
„Echte Freude ist eine Leistung; sie setzt innere Anstrengung voraus, nämlich die des produktiven Tätigseins. Glück ist eine aus der inneren Produktivität des Menschen entstehende Leistung, kein Geschenk der Götter. Glück und Freude ist [...] die Begleiterscheinung allen produktiven Tätigseins im Denken, Fühlen und Handeln.“ (S. 120)

Im Gegenzug zum „spontanen Tätigsein" und zu den „produktiven Orientierungen" setzen sich die nicht-produktiven Orientierungen aus aufgenötigten Handlungs-, Denk- und Gefühlsweisen zusammen, die den Menschen daran hindern, sich selbst als ein tätiges Zentrum zu spüren, und den Wunsch nach Unterwerfung fördern.

Menschen, die ihre „produktiven Orientierungen" entwickeln und ihr Leben produktiv gestalten, erlangen Möglichkeiten zu Glück und Freude – dazu schreibt Fromm, dass „Glück" „die größte Leistung des Menschen" ist, „es ist die Antwort seiner Gesamtpersönlichkeit auf eine produktive Orientierung sich selbst und der Außenwelt gegenüber" (1947a, S. 120).

„Produktive Orientierungen", „Glück" und „Freude" lassen sich in jeder Lebensphase entwickeln, auch in der Lebensphase des Alterns. Erich Fromm zeigt, dass es auch im Alter, mit allen seinen physischen und psychischen Einschränkungen, möglich ist, produktiv zu sein. Im Alter, das keine Berufsarbeit mehr erfordert, können Menschen etwas von der Entfremdung, die der Normalalltag erfordert, abstreifen. Sie können die Aufspaltung von Arbeit und Leben ein Stück weit zurücknehmen und das Leben selbst zu ihrem Beruf machen. Erich Fromm schreibt dazu in seinem Aufsatz „Psychologische Probleme des Alterns" (1966g):

> „Worauf es [beim Altern] ankommt, ist in erster Linie, sich aktiver und interessierter zu fühlen und das Angebot eines passiven Konsumentendaseins zu vermeiden. Ältere Menschen sollten gleichermaßen wie die Jungen versuchen, auf ihre Umwelt zu antworten, zu reagieren im Sinne von Sich-verantwortlich-Fühlen. Der ältere Mensch muß […] nur lebendig sein, und das bedeutet, er muss wirklich und im umfassenden Sinn an der Welt interessiert sein." (S. 435)

Gerade im Alter steht einer Entfaltung der eigenen persönlichen Kräfte oft das Angebot eines passiven Konsumentendaseins im Wege. Die bloße Versorgungshaltung im Alter, das „passive Konsumentendasein", ist das Gegenstück zu einer „produktiven Orientierung". Eine Konsumentenhaltung fördert Abhängigkeit und Unselbstständigkeit. Dahingegen geht es beim produktiven Altern nicht zuletzt um ein Gefühl des „Wohl-Seins", das sich in der Fähigkeit kreativ zu sein und bewusst zu leben und zu handeln ausdrücken kann. Erich Fromm schreibt dazu in seinem Aufsatz „Psychologie und Werte" (1959b):

> „Es bedeutet, unabhängig zu sein und ganz tätig und gerade dadurch mit der Welt eins zu sein. Wohl-Sein besagt zu Sein und sich nicht um das Haben zu kümmern; es ist die Erfahrung von Freude im Vollzug des Lebens selbst. [...] Wohl-Sein ist nicht nur eine Frage der verstandesmäßigen Einschätzung, sondern drückt sich im ganzen Körper, in der Art der Bewegung, der Sprache und im Tonus der Muskeln aus." (S. 340)[15]

Die „produktive Orientierung" und das „spontane Tätigsein" muss man bei sich selbst, in seinen Beziehungen zu anderen und in seinen Beziehungen zu den Dingen und der Umwelt entdecken und entwickeln – sie brauchen Chancen und Möglichkeiten. „Spontanes Tätigsein" und „produktive Orientierungen" fördern das „Wohl-Sein" und gelingende Beziehungen und vermindern Ohnmachtsgefühle, Depression und Verzweiflung, die sich bei alten Menschen häufig einstellen können. Alte Menschen machen nicht selten die Erfahrung, dass sie nicht mehr so recht ernst genommen werden und nehmen sich zuweilen auch selbst nicht mehr ernst, was solche depressiven Haltungen verstärkt. Zu der Kunst des produktiven Alterns gehört deshalb eine ernste Beschäftigung mit den Möglichkeiten zur Realisierung von Lebensglück und Lebensfreude.

3.2 Unsicherheitsgefühle und produktive Orientierungen

Es gibt in der Phase des Alterns nicht mehr so stark wie in jüngeren Jahren den Ausblick auf eine Zukunft, in der noch alles wieder anders und besser werden könnte. Eher im Gegenteil, es verfestigt sich ein Gefühl, dass das Leben im Großen und Ganzen nun so bleibt, wie es ist, und eher schlechter wird. Irvin D. Yalom hat das in seiner Untersuchung „In die Sonne schauen. Wie man die Angst vor dem Tod überwindet" (2010) auf die folgende Weise beschrieben:

> „Wenn wir den Gipfel des Lebens erreichen und den Pfad vor uns betrachten, begreifen wir, dass der Pfad nicht länger ansteigt, sondern

15 Dieses Zitat entspricht dem Grundbegriff des „Wohl-Seins", den Erich Fromms langjähriger wissenschaftlicher Mitarbeiter Rainer Funk aus Erich Fromms Werk in seiner Übersicht „Erich Fromm Grundbegriffe" (2020) ausgewählt hat.

> nach unten geht und sich seinem Ende nähert. Von diesem Punkt an sind die Gedanken an den Tod niemals fern." (S. 12)

Es ist ein neues Lebensgefühl, das das Alter für den Menschen vorhält. Ein Gefühl, an das man sich als älterer Mensch gewöhnen muss. Es ist eher ein einschränkendes Gefühl als ein freiheitsversprechendes. Das Alter erinnert immer häufiger an das eigene bevorstehende Ende. Der in jungen Jahren noch ganz selbstverständliche Wunsch nach Autonomie und Selbstständigkeit wird brüchig. Als alter Mensch ist man immer stärker auf die Hilfe von anderen angewiesen. Ältere Menschen werden verletzlicher und nicht wenige Menschen reagieren auf diese Erfahrungen mit Traurigkeit und Enttäuschung. Diese drücken sich häufig in Frustration, Provokation und in Aggressivität aus.

Alte Menschen, genauso wie junge Menschen, versuchen gangbare Wege zu finden, ihr Leben lebenswert einzurichten. Sie suchen nach Lebensumgebungen, die ihre Entwicklung fördern und in denen sie sich gut einrichten können. Sie suchen nach Verhältnissen, die ihnen in den unsicher werdenden Zeiten des Alters Sicherheit gewähren und in denen sie noch Neues[16] erleben können. Im Altern wird die Welt unsicherer erlebt als in den vorangehenden Lebensphasen. Das Gefühl von Sicherheit erweist sich für viele als eine Illusion des alltäglichen Lebens. Erich Fromm stellt in seinem Buch „Wege aus einer kranken Gesellschaft" (1955a) die Frage: „Wie kann ein empfindender und lebender Mensch sich auch je sicher fühlen?" Altern ist eine Lebensphase der besonderen Empfindsamkeit. Fromm schreibt, dass wir uns (in keiner Lebensphase) wirklich sicher fühlen können. Im Alter jedoch ist „Leben und unsere Gesundheit" in besonderer Weise permanent „von Unglücksfällen bedroht, die wir nicht unter Kontrolle haben". „Genau wie ein empfindender und lebendiger Mensch es

16 In seiner Übersicht über die wichtigsten Grundbegriffe Erich Fromms wählt Rainer Funk eine Passage aus Erich Fromms Buch „Die Seele des Menschen" (1964a), um die produktive Orientierung zu charakterisieren. Sie lautet wie folgt: „[…] Wer das Leben liebt, fühlt sich vom Lebens- und Wachstumsprozess in allen Bereichen angezogen. Er will lieber neu schaffen als bewahren. Er vermag zu staunen und erlebt lieber Neues, als dass er in der Bestätigung des Altgewohnten Sicherheit sucht. Das Abenteuer zu leben ist ihm mehr wert als Sicherheit. […] Er erfreut sich am Leben und allen Lebensäußerungen mehr als an bloßen Reizmitteln." (S. 186) Im älteren Leben kommt dieser Freude am Leben eine besondere Bedeutung zu.

nicht vermeiden kann, gelegentlich traurig zu sein, so kann er es auch nicht vermeiden, sich unsicher zu fühlen. Die psychische Aufgabe, der man sich (im Alter) stellen kann und muß, ist nicht, sich sicher zu fühlen, sondern zu lernen, die Unsicherheit ohne Panik und unangebrachte Angst zu ertragen." (S. 139)

Es gibt in jedem Alter objektive Bedrohungen für den Menschen. Der „empfindende und lebendige Mensch" weiß, dass er sich zu keiner Zeit sicher fühlen kann, aber im Alter sind die objektiven Bedrohungen besonders vielfältig, sei es durch Armut, durch Krankheit, durch Isolation und Einsamkeit. In unseren Gruppendiskussionen und Interviews werden immer wieder Wünsche nach möglichst viel Autonomie und Selbstständigkeit auch für die Lebensphase des Alterns thematisiert. Solche Wünsche beziehen sich auf die ökonomische Selbstständigkeit, auf Bedürfnisse nach sozialer und kultureller Teilhabe und die Gesundheit des eigenen Körpers. Menschen werden im Alter körperlich schwächer, sie werden verletzlicher und nur wenige ältere Menschen haben im Alter ausreichend Geld zur Verfügung, um damit ein gutes Leben zu finanzieren und sich ihre Wünsche zu erlauben und zu befriedigen. In unserer Untersuchung äußern unsere Gesprächspartnerinnen und Gesprächspartner ihre Wünsche, solange es ihnen möglich ist, sich in ihrem Leben weiterzuentwickeln. Sie möchten ihre „produktiven Orientierungen" weiterhin realisieren, sei es für sich allein oder mit anderen gemeinsam.

Im Alter entwickeln sich eigene Wünschen und besondere „produktive Orientierungen". Unsere Gesprächspartnerinnen und -partner wollen im Alter nicht von „Almosen" leben, sie wollen keine Bittsteller und Bittstellerinnen sein. Sie wollen im Alter möglichst nicht auf die Zuwendungen von anderen angewiesen sein. Sie wollen aktiv sein und für sich ein bisschen Lebensfreude und Lebensglück bewahren. Sie möchten sich auch anderen Menschen zuwenden können und ihre Lebendigkeit zum Ausdruck bringen können. Der Politiker und ehemalige Bürgermeister von Bremen, Henning Scherf, schreibt in seinem Buch „Altersreise" (2013):

> „[…] [Die] vitale Generation der jungen Alten dürfen wir nicht aufs Amüsement reduzieren. Zu viele von ihnen beweisen, dass sie bereit sind, ihren Platz in der Gesellschaft aktiv wahrzunehmen, gerade auch im Dienste sehr alter Menschen. Viele 60-Jährige pflegen ihre 80-jährigen Eltern. Viele der jungen Alten gehen mit Altersverwirrten spazie-

> ren. Und es ist ja nicht nur der Hilfsbedürftige, der von den Spaziergängen profitiert. Der Helfer holt sich frische Luft, Licht, Bewegung und das gute Gefühl, gebraucht zu werden. [...] Es kann ein Lebenselixier sein, für andere da zu sein." (S. 20)

Nicht nur die „vitale Generation der jungen Alten" kann viel dazu beitragen, dass unser gesellschaftliches Leben gelingt, auch im hohen Alter kann man das, durch die Kraft der Lebenserfahrung und der Weisheit. In vielerlei Hinsicht müssen junge Menschen nicht wieder und wieder die Fehler wiederholen, die Generationen vor ihnen schon gemacht, durchlebt und bearbeitet haben. Sie können von der Weisheit „der durchgeformten Reife" der älteren Menschen profitieren. Ganz in diesem Sinne ist auch der Aufsatz „Was im Alter zu wünschen übrig bleibt" des Philosophen der Utopie Ernst Bloch zu verstehen, den er in „Das Prinzip Hoffnung" (1959, 1985) veröffentlicht hat, in dem es heißt:

> „Insgesamt zeigt das Alter, wie jede frühere Lebensstufe, durchaus möglichen, spezifischen Gewinn, einen, der den Abschied von der vorhergehenden Lebensstufe gleichfalls kompensiert. Altwerden bezeichnet also nicht nur eine wünschenswerte Zeitstrecke, auf der möglichst viel erlebt worden ist [...]. Altwerden kann auch ein Wunschbild [...] bezeichnen: das Wunschbild Überblick, gegebenenfalls Ernte. [...] Das gesunde Wunschbild des Alters [...] ist die durchgeformte Reife [...]." (S. 41)

Die „durchgeformte Reife"[17] des hohen Alters ist Teil der „produktiven Orientierung" von älteren Menschen. Mit ihr wird immer wieder auch der Versuch

17 In ihrem Buch „Das Alter" (1977) beschreibt Simone de Beauvoir, zu welchen reifen Leistungen manche Wissenschaftler erst im Alter gefunden haben. Galileo hat beispielweise erst „mit über 70 Jahren den ‚Dialog über die beiden Weltsysteme' vervollständigt", und sie schreibt von Franklin, der erst „zwischen 78 und 80 Jahren die bifokale Brille erfunden hat und die Bleikrankheit erforscht hat". „Laplace hat mit 76 Jahren seine ‚Mécanique céleste' vollendet", und der „Astronom Friedrich Wilhelm Herschel hat bis über sein 80. Lebensjahr hinaus der Royal Society of London wichtige Beobachtungen mitgeteilt" (S. 331 f.). Für alle diese Leistungen brauchte es einen gewissen Erfahrungsschatz, den erst das Alter und seine „durchgeformte Reife" diesen Männern hat zukommen lassen. Sie sind gute Beispiele für besondere produktive Orientierungen, die gerade erst im Alter ihre Bedeutung finden.

gemacht, die Unsicherheit des Lebens im Alter „ohne Panik und unangebrachte Angst zu ertragen“.

4 Interviews mit alten Menschen

Es ist für alte Menschen in Seniorenheimen eine wichtige Erfahrung, sich in ihren Zimmern und auch im ganzen Gebäude wohl und zu Hause zu fühlen. In vielen Interviews erzählen unsere Gesprächspartnerinnen und Gesprächspartner, wie sie das ganz konkret machen. Sie richten sich ihre Zimmer mit Einrichtungsstücken ein, an denen sie hängen, die ihnen in ihrem Leben vor dem Seniorenheim etwas bedeutet haben. Sie nehmen Gegenstände aus ihrem alten Zuhause in das neue mit, um ihre Erinnerungen ein Stückchen zu bewahren. So fällt ihnen der Umzug ins Seniorenheim viel leichter.

4.1 Territorialitätserfahrungen von Menschen im hohen Alter

In ein Seniorenheim zu ziehen heißt auch, ein altes „Territorium" zu verlassen und ein neues „Territorium" für sich zu entwickeln. Thomas Fuchs schreibt in seiner Untersuchung „Leib, Raum, Person. Entwurf einer phänomenologischen Anthropologie" (2000), dass es bei der Entwicklung eines „Territoriums" für den Menschen darum geht, sich einen Raum zu „seinem Raum" zu machen. Er schreibt:

> „Sich z. B. eine Wohnung, einen Arbeitsplatz einzurichten oder Besitz zu erwerben bedeutet, die Räumlichkeit des eigenen Leibes gleichsam auf die Umgebung abfärben zu lassen, nämlich einen Raum zu schaffen, der […] durch persönliche Gestaltung […] zu ‚meinem' Raum geworden ist." (S. 308)

Ein Territorium, ein „mir zugehöriger Raum" endet „nicht an der Haut", wie Thomas Fuchs schreibt, sondern er „umfaßt meine Kleidung, den Stuhl, auf dem ich sitze, den Wagen, den ich besitze, das Haus, in dem ich wohne"

(S. 309), so auch das Zimmer im Seniorenheim. Es ist wichtig für ein gelingendes Leben im Seniorenheim, dass die Bewohnerinnen und Bewohner ihre Territorialität entwickeln können. So wird der Ort von seinem Bewohner oder seiner Bewohnerin „beseelt“:

> „Denn was wir die Seele eines Menschen nennen können, ist ebenso ‚in ihm‘ wie in seiner Welt; und er entwickelt und entfaltet sich in dem Maß, als er seine Umwelt immer mehr beseelen, mit seiner Leiblichkeit, seiner Ausstrahlung und Wirkung durchdringen kann.“ (S. 311)

Ganz ähnlich sieht es Erich Fromm in seiner Untersuchung „Psychoanalyse und Ethik“ (1947a). Er schreibt, dass der produktive Mensch seine Umwelt „belebt“, „indem er die Wirklichkeit aufnimmt“ und „durch die spontane Tätigkeit der eigenen Geistes- und Gefühlskräfte neu erschafft“ (S. 59). Das gelingt auch Bewohnerinnen und Bewohnern von Seniorenheimen mit der Unterstützung von Pflege und Betreuung.

Sich in einem Seniorenheim ein neues Territorium einzurichten, ist eine „produktive Orientierung“. Sie erfordert, dass man seine neue Wirklichkeit im Seniorenheim „aufnimmt“ und sich produktiv zu ihr in Beziehung setzt. Im Folgenden wollen wir Interviews mit Bewohnerinnen und Bewohnern von Seniorenheimen und im Betreuten Wohnen vorstellen, in denen solche Territorialitätserfahrungen eine wichtige Rolle spielen. Unsere Gesprächspartnerinnen und Gesprächspartner haben uns viele Beispiele ihrer produktiven Bezugnahme zu ihrem Leben im Seniorenheim berichtet. Direkte Zitate aus Interviews haben wir zur Kennzeichnung in Anführungszeichen gefasst und die Namen unserer Gesprächspartnerinnen und Gesprächspartner sind geändert und anonymisiert worden.

4.1.1 Leben und Wohnen im Seniorenheim

Hilde, 75 Jahre alt, ist eine alleinstehende Frau, die nach einer schweren Krankheit nicht mehr alleine in ihrem eigenen Haus leben kann. Ihr Ehemann ist vor längerer Zeit verstorben. Im Seniorenheim bewohnt sie ein eigenes Zimmer. Sie hat viel Freude dabei, ihr Zimmer je nach Lust und Laune einzurichten. Dabei muss man im Seniorenheim allerdings gewisse Regeln beachten. Dazu gehört, dass man nicht zu viele „Nägel in die Wände haut“ und auch „keine Kerzen anzünden darf“, sagt Hilde im Interview. Solche Vorkehrungen trifft das Heim für seine Bewohnerinnen und Bewohner, um mögliche Gefahren von ihnen abzuwenden. Hilde allerdings schränkt es in ihrer Lust am Wohlfühlen ein. Hildes Selbstverständnis und ihr Zu-Hause-Gefühl werden durch die Sicherheitsvorkehrungen des Seniorenheimes gestört. Im Interview sagt sie, dass das dazu führt, dass sie sich in ihren Wünschen, wie sie leben möchte, einschränken muss. Sie tut das bewusst. Sie schränkt sich ein, weil sie den sinnvollen Hintergrund der Regeln versteht. Sie arrangiert sich mit den Regeln des Seniorenheims und macht es sich trotzdem in ihrem Zimmer gemütlich. Sie besitzt zwar schöne und brennbare Bienenwachskerzen, zündet sie aber nicht an, sondern erfreut sich bloß an ihrem Duft. Um Kerzenschein zu erzeugen, „das schöne Flackern" zu sehen, hat Hilde strombetriebene LED-Kerzen, die kein Feuer fangen können.

Früher, in ihrem eignen Wohnhaus, musste sie niemanden fragen, ob sie Nägel in die Wände hauen darf, oder eine Kerze anzünden darf, da hat sie es einfach gemacht. Im Seniorenheim ist man ein Stück weit gezwungen, sich an die Regel des Heimes zu halten und dafür ein Stück seiner eigenen Wünsche aufzugeben. Eigene Wünsche müssen auf eine produktive Weise integriert werden. Das muss man können und das muss man lernen. Die Situation im Heim ist eine andere, als man es aus früheren Zeiten zu Hause gewohnt war. Hilde geht sehr kreativ mit den Regeln des Seniorenheimes um. Sie will leben, wie es ihren eignen Vorstellungen von einem guten Leben im Alter entspricht und dabei niemanden durch unvorsichtiges Handeln gefährden. Sie schafft neue Selbstverständlichkeiten, in denen die alten aufgehoben sind.

Am liebsten hätte Hilde von zu Hause noch viel mehr Möbel und Einrichtungsstücke ins Seniorenheim mitgenommen. Aber als sie ins Seniorenheim kam, ging es ihr nicht sehr gut, sie hatte gerade einen schweren Schlaganfall erlitten. Hildes Tochter musste für Hilde entscheiden, was sie ins Seniorenheim mitnehmen konnte. Für Hilde ist das eine schwierige Situation. Eine besondere Vitrine und ein paar Sessel, an denen sie besonders hing, fehlen ihr heute in ihrer Einrichtung sehr.

Hilde nimmt es ihrer Tochter nicht übel, dass sie sie ohne ihr Einverständnis, in der Situation der schweren Krankheit, im Seniorenheim untergebracht hat. Dass Hilde aber über das Wohnmobiliar, das sie nun zur Verfügung hat, nicht mitentscheiden konnte, das „kratzt" an ihrem Wohlfühlerleben erheblich. Die Tochter hat anders entschieden, als ihre Mutter entschieden hätte, wenn sie es gekonnt hätte. Die Situation, dass alte Menschen nicht selbst darüber entscheiden können, was sie an liebgewonnen Dingen in ihr Zimmer ins Seniorenheim mitnehmen können, sorgt häufig für Schwierigkeiten in den Beziehungen zwischen alten Menschen und denjenigen, die die Entscheidungen für sie treffen mussten. Hilde ist heute, nachdem sie sich erholt hat und wieder bei Kräften ist, mit vielen Entscheidungen, die ihre Tochter für sie getroffen hat, nicht einverstanden. Das führt dazu, dass beide heute kaum Kontakt zueinander haben und kaum miteinander sprechen. Trotz des Streits wünscht sich Hilde, dass ihre Tochter sie öfter besuchen kommt. Aber ihre Tochter ist nun schon länger nicht mehr zu Besuch da gewesen.

Hildes Zimmer im Seniorenheim ist ca. 24 Quadratmeter groß. Vorher lebte sie in einem großen Einfamilienhaus. Man kann sich vorstellen, dass ihre Tochter radikale Entscheidungen treffen musste, ohne die Möglichkeit zu haben, sich mit ihrer Mutter darüber abzustimmen. Das ist nicht leicht, auch für die Tochter nicht. Sie hat erkannt, dass ihre Mutter in dem kleinen Zimmer im Seniorenheim zu einer neuen Struktur und Ordnung angehalten wird. In einem großen Haus stört es im alltäglichen Leben nicht so stark, wenn etwas stehen oder liegen bleibt. In dem kleinen Zimmer im Seniorenheim hat man nur wenig Ablageflächen und Stauraum zur Verfügung. Gleichzeitig braucht man einen Sessel, in dem man am Tage gemütlich sitzen und lesen oder fernsehen kann. Das Pflege- und Betreuungspersonal kann jederzeit das Zimmer betreten und so sollte das Zimmer auch einen geordneten und zugleich zugänglichen Eindruck machen. Hildes Tochter hat sehr rational entschieden, was ihre Mutter brauchen könnte. Sie hat für ihre Mutter das Zimmer heimtauglich eingerichtet. Hilde hätte ihre Entscheidungen emotionaler getroffen. Heimtauglichkeit hätte dabei wahrscheinlich eine weniger große Rolle gespielt.

Die Möglichkeiten für Aktivitäten, die ihr das Heim anbietet, wie Ausflüge oder Spieleabende, Gedächtnistrainings und Kinoabende nimmt Hilde für sich alle in Anspruch. Sie besucht auch ihre Schwester gern, die in einem nahe gelegenen Dorf lebt, und geht mit ihr dort Kuchen essen. Sie gestaltet sich das Leben so, wie sie es möchte. Hilde will ihren Frieden mit ihrer neuen Lebenssituation im Seniorenheim schließen. Sie akzeptiert die neue Lebenssituation, die sie sich nicht ausgesucht hat, die sie auch „nicht wollte", und macht für sich das Beste daraus. Sie fügt sich dem Alltag im Heim nicht bloß passiv, sondern sie gestaltet ihren Alltag im Heim aktiv. Im Interview erzählt sie, dass sie anstatt morgens aus dem Bett geholt zu werden, lieber selber um sechs Uhr aufsteht, ihr Bett lüftet und aus dem Fenster hängt, duschen geht und sich frisch macht. Die Zeit bis zum Frühstücken beschäftigt sie sich mit Lesen. Sie bewahrt sich ihre Eigenständigkeit, so weit, wie es geht und das Heim es zulässt. Sie würde gerne noch mehr machen, beispielsweise Staubsaugen und Wischen oder Bügeln, aber dafür fehlen ihr die notwendigen Geräte. Wenn sie könnte, würde sie auch gerne mehr Sport machen, aber das lässt ihre Gesundheit nicht mehr so recht zu.

Hilde hat noch viele Möglichkeiten, sich selber zu pflegen, sie ist körperlich kaum eingeschränkt. Es ist für Hilde sehr wichtig, dass sie selbstständig die notwendigen Dinge des Lebens noch machen kann. Davon hängt ihr zufriedenes Leben im Heim ab. Sie bedauert, dass sie in ihrem Zimmer nicht kochen kann. Wenn sie für sich selber kochen könnte, „dann wäre eigentlich alles so, wie als ich noch zu Hause gelebt habe“, sagt sie im Gespräch. Hilde gestaltet sich ein gutes Leben im Seniorenheim – so gut, wie es eben geht.

4.1.2 Den Haushalt führen im Seniorenheim

Eine andere Interviewpartnerin aus einem Seniorenheim, Marlis, 78 Jahre alt, erzählt uns im Interview, dass sie ihr ganzes Leben immer gerne Hausarbeiten gemacht hat. Auch in ihrer neuen Umgebung, in ihrem neuen Territorium im Seniorenheim, möchte sie in diesem Sinne tätig sein. In ihrem Wunsch nach Hausarbeit drückt Marlis eine „produktive Orientierung“ aus, die ihr ganzes Leben lang für sie selbstverständlich war und die sie auch im Seniorenheim zur Geltung bringen und für sich erhalten möchte. So hilft sie beispielsweise täglich den Angestellten in der Küche beim Auf- und Abdecken der Tische – morgens, mittags, nachmittags und abends und macht Besorgungen im örtlichen Supermarkt für ihre Mitbewohner und Mitbewohnerinnen und für sich. Im Interview sagt sie:

> „Ich sitze nicht nur rum, ich bin ein bisschen tätig, was sich für mich gut auswirkt, und damit meine ich nicht finanziell. Und wenn ich mit meiner Bekannten mal wegfahren will, dann sag ich in der Küche Bescheid und die lassen mich dann auch gehen. Das, ich kann nicht immer nur sitzen und warten, bis wieder Essen ist. So bin ich nicht.“

Marlis hat in ihrem Leben immer gerne gearbeitet. Für sie ist Arbeit ein wichtiger Bestandteil ihres Lebens. Auch im Alter ist Arbeit für sie eine feste Bindung an die Realität. Arbeiten wirkt sich gut aus für sie. Marlis möchte im Alter nicht in einer Traumwelt versinken. Die Arbeit strukturiert ihren Alltag im Seniorenheim. Durch die Arbeit fühlt sie sich sozial integriert. Sie kann helfen. Sie fühlt sich nicht als bloß hilfsbedürftige alte Frau, die gepflegt werden muss. Sie will ihren Teil zu einem guten Leben im Heim beitragen. Für sie ist ihre Hilfsarbeit „angenehm" und sie macht sie „gerne":

> „Die Leute, die hier wohnen, sagen immer, du bist doof, du bist doch dumm, wenn du das machst. Anstatt zu arbeiten kannst du dich doch erholen. Dann sage ich nur, lasst mich in Ruhe. Es ist eine angenehme Arbeit und ich mache sie gerne."

Im Gegensatz zu vielen ihrer Mitbewohnerinnen und Mitbewohner will sich Marlis nicht einem passiven Pflegealltag, einer bloß passiven Konsumentenhaltung im Heimalltag unterordnen. Sie kämpft für ihre Eigenständigkeit auch gegen ihre Mitbewohner und Mitbewohnerinnen. Dafür muss sie von ihnen schon mal Kritik einstecken. Aber das macht ihr nichts aus. Sie hat für sich erkannt, wie wohltuend sich ihre Arbeit im Heim auf ihr Leben auswirkt. Hinzu kommt, dass sie ihr Leben lang schon immer gerne Hausarbeiten erledigt hat:

> „Ich habe immer gerne Hausarbeiten gemacht neben meinem Beruf bei der Krankenkasse. Da ging es ja um meine Wohnung und um mein Haus und meinen Mann natürlich."

Schon früher wollte es Marlis in ihrem Haus immer schön haben und das sollte auch für ihren Mann und ihre Familie gelten. In ihrer Fürsorge für ihren Mann und ihre Familie und der Pflege ihrer Wohnung und Möbelstücke hat sie sich immer wohlgefühlt, für sie drückte sich auch darin ein tiefes Wohlsein aus. Das gilt auch heute gleichermaßen für ihre Fürsorge für ihre Mitbewohner und Mitbewohnerinnen und bei ihrer Mithilfe bei der Hausarbeit im Seniorenheim. Marlis ist es gewohnt, anzupacken, und sie kann das auch noch. Marlis fühlt sich mit der Hausarbeit, die sie freundschaftlich und liebevoll ausführt, wohl. Es geht ihr um ein Wohlsein, das sie lebendig hält. Ein solches Wohlsein konnte man an der Körperhaltung von Marlis und der Art ihrer Bewegungen beobachten.

4.1.3 Betreutes Wohnen zu Hause

Wir haben auch ein Interview mit einem älteren Mann im Alter von 88 Jahren geführt, der nicht in einem Seniorenheim, sondern in seiner eigenen Wohnung lebt und dort in der Hauptsache von seiner Tochter und einer Haushaltshilfe unterstützt und betreut wird. Klaus erzählt uns im Interview:

> „Ja, in ein Pflegeheim gehe ich eigentlich nicht so ganz gerne. Ich habe ja hier meine Wohnung und hier habe ich auch eigentlich alles, was ich brauche. Ich lebe hier schon seit 20 Jahren."

Klaus fühlt sich in seiner Wohnung wohl. Hier hat er lange mit seiner mittlerweile verstorbenen Frau und seinen Kindern gewohnt. Viele Fotos und Gegenstände in der Wohnung erinnern ihn an diese Zeit. Heute lebt er seit 20 Jahren in der Wohnung und will ungern in ein Seniorenheim ziehen. In seiner Familie wird schon länger darüber nachgedacht, ob er nicht in einem Seniorenheim besser aufgehoben wäre. Seine Wohnung ist sehr groß. Sie hat ein Wohnzimmer, ein Schlafzimmer, zwei Kinderzimmer und eine Küche. Klaus, der an schweren Rückenschmerzen leidet, bewohnt einen Großteil der Zimmer nicht mehr.

Die Wohnung ist in einem sehr guten Zustand, seine Haushaltshilfe und seine Tochter bemühen sich darum, dass es Klaus in seiner Wohnung gut geht, dass er gut gepflegt wird und dass alles sauber und ordentlich ist. Auch Klaus versucht, so weit wie er das kann, seinen Haushalt noch selber zu organisieren. Er sagt:

> „Ob das jetzt Mangeln ist oder Einkaufen. Das habe ich alles hier in der Nähe. Das ist alles zu Fuß in fünf Minuten zu erreichen. Alles, was ich fußläufig erreichen kann, mache ich, ein Auto habe ich nicht mehr. Ich muss zur Bank, ich muss zur Post. Die Bank ist auf dieser Seite und Einkaufen auf der anderen Seite."

Es ist für Klaus in seinem hohen Alter alles sehr gut organisiert, sodass er es sich in seiner Wohnung, an der er hängt, wohlfühlen kann. Wege zur Post und zur Bank sind nicht weit und für ihn noch gut zu schaffen. Auch den örtlichen Supermarkt kann er leicht alleine erreichen. Es ist ihm wichtig, noch möglichst viel von seinen alltäglichen Besorgungen alleine machen zu können. Er hat seine Einkäufe so organisiert, dass er fast täglich einen kleinen Spaziergang machen muss. Für seine Gesundheit ist das wichtig. Beim Einkaufen holt er immer nur wenig, er kann nicht mehr so schwer tragen und geht lieber am nächsten Tag erneut zum Einkaufen. Er sagt: „Dann gehe ich einfach zweimal. Ich lasse immer etwas für den nächsten Tag übrig, damit ich noch laufen muss." Das Einkaufengehen ist für Klaus zu einem täglichen Ritual geworden. Manchmal geht er auch an den Fluss, der durch den Ort fließt, oder guckt ein Schaufenster länger an.

Auch im Haushalt gilt für Klaus, dass er noch möglichst viel alleine machen möchte. Er wäscht und bügelt seine Wäsche und kocht auch für sich selber. Erst in letzter Zeit, bedingt durch seine Rückenschmerzen, müssen seine Tochter und seine Haushaltshilfe einige dieser Arbeiten für ihn übernehmen. Im Interview sagt er:

> „Wäschewaschen ist doch kein Problem. Das braucht man doch nur so reinschmeißen, auf den Knopf drücken und dann läuft das. Auch das Bügeln, das mache ich selbst."

Mit der Unterstützung seiner Tochter und seiner Haushaltshilfe kann Klaus noch die meisten der Arbeiten, die im Haushalt so anfallen, selber machen. Wäschewaschen und Bügeln, das „ist doch kein Problem", sagt er. Er will unbedingt vermeiden, auf fremde Hilfe angewiesen zu sein. Auf den Vorschlag seiner Familie, einen Notfallknopf in seiner Wohnung anzubringen, falls doch mal etwas passiert, reagiert er abwehrend. Er sagt:

> „Nein, da verlässt man sich dann drauf und drückt auf den Knopf und dann kommt jemand und das will ich einfach nicht. So kann ich noch alles selber machen. Bloß jetzt im Moment habe ich das mit dem Rücken."

Hilfe anzunehmen ist für Klaus nicht so einfach, zumindest keine fremde Hilfe. Er hat einen geregelten Tagesablauf, mit dem er gut zurechtkommt. Um neun Uhr morgens steht er auf und wäscht sich. Dann bereitet er sich ein Frühstück zu. Waschen und Frühstücken, „das ist eine Stunde Arbeit", sagt er, um elf Uhr ist er „rundherum fertig". Wenn er gefrühstückt hat und angezogen ist, dann geht er seinen täglichen Besorgungen nach. Im Interview schildert er das wie folgt:

> „Dann gehe ich los und kaufe ein. Um zwölf, halb eins bin ich wieder hier. Dann mache ich mir mein Essen warm. Ich koche meist immer für zwei Tage. Weil wenn ich eine Dose kaufe, dann ist das mir für eine Person zu viel. Es gibt auch mal Kartoffeln. Die Haushaltshilfe hat mir gestern Kartoffeln mit Gemüse gemacht. Oder sie bringt mir auch mal was von dem mit, was sie zu Hause gekocht hat. So komme ich immer ziemlich gut über die Runden."

Seine Haushaltshilfe ist auch eine gelernte Krankenschwester. Sie versorgt ihn sehr professionell. Sie macht für ihn auch mal einen Gang in die Apotheke, besorgt eine neue Fußmatte oder geht einkaufen. Zweimal im Jahr nimmt seine Tochter ihn mit in den Urlaub. In Badekurorte, in denen er schwimmen und die frische Luft genießen kann. Dort gehen sie essen oder gönnen sich ein Eis. Sie machen auch regelmäßig Ausflüge ins Umland und gehen Kuchen essen oder trinken einen Kaffee oder Tee auf einer Sonnenterrasse eines Restaurants.

Klaus ist ein großer Tierfreund. Wenn er noch jünger wäre, würde er heute gerne mit einem Hund leben und gemeinsam mit ihm sein Leben im Alter verbringen. Aber da er Hunde so liebt, möchte er es einem Hund nicht antun, miterleben zu müssen, wie sein Herrchen stirbt, und womöglich dann in schlechte Hände zu geraten. Er sagt:

> „Ne, jetzt möchte ich keinen Hund mehr, weil ich so lange wahrscheinlich nicht mehr lebe, und dann kommt der Hund wieder woanders hin und das möchte ich ihm nicht antun."

Klaus erinnert sich gerne an die Zeit mit seinem damaligen Hund, mit dem er viel gelaufen ist und der, obwohl er ihn auf seinen Spaziergängen nicht an der Leine hatte, ihm nie weggelaufen ist. Er sagt:

> „Wir sind am Tag dreimal gelaufen. Und das wusste der Hund und da hat er schon drauf geachtet. Morgens um acht saß er schon vorm Bett und hat auf mich gewartet. Beim Laufen musste ich ihn nicht an die Leine nehmen, ich habe sie zwar immer mitgehabt, aber meist habe ich ihn laufen lassen und der lief auch nicht weg."

Der Hund war ein guter Freund für Klaus und die beiden waren in der damaligen Nachbarschaft wohlbekannt. Da Klaus seinen Hund nicht an die Leine nahm, ist der Hund gerne durch die fremden Vorgärten gestreunt. Das war nicht von jedem seiner Nachbarn geschätzt – Klaus hat seinen Hund trotzdem nicht angeleint. Solche Erinnerungen erfreuen ihn heute. Jetzt, wo er keinen Hund mehr haben möchte, füttert Klaus die vielen Vögel, die an seinen Balkon kommen, und beobachtet sie mit Freude.

Klaus hat sich sein Leben kreativ eingerichtet. Von Dingen, die ihn in jungen Jahren erfreut haben, lässt er sich, in einer verwandelten Weise, auch heute noch erfreuen. Dafür nutzt er die „Kraft sich zu konzentrieren", die Erich Fromm in seinem Aufsatz „Der kreative Mensch" (1959c) wie folgt beschreibt:

> „Wir sind immer sehr beschäftigt, jedoch ohne Konzentration. Wenn wir etwas tun, denken wir bereits an das Nächste, an den Augenblick, wo wir mit dem, was wir gerade tun, aufhören können. Wir tun möglichst viele Dinge gleichzeitig. Wir frühstücken, hören Radio und lesen Zeitung […]. […] Wenn man wirklich konzentriert ist, dann ist das, was man gerade in diesem Augenblick tut, das Allerwichtigste auf der Welt." (S. 403)

Wenn Klaus heute Vögel beobachtet oder sich an seinen Hund erinnert, dann ist das im „Augenblick" das „Allerwichtigste auf der Welt" für ihn. Das sind Glücksmomente seines Lebens im Alter, die er in seiner eigenen Wohnung kultiviert hat und die er sich möglicherweise nicht mehr zutraut, in einem neuen Territorium neu zu erschaffen. Er hat alles, was er braucht, dort, wo er jetzt lebt. In dieser Umgebung möchte er möglichst bis zu seinem Tod bleiben.

4.1.4 Ein therapeutisches Beispiel von Irvin D. Yalom: Ein Weckruf im Alter

Zum Abschluss dieses Abschnitts unserer Untersuchung diskutieren wir noch ein Beispiel aus der therapeutischen Praxis von Irvin D. Yalom zu „produktiven Orientierungen", die sich in territorialen Erfahrungen ausdrücken. In seinem Buch „In die Sonne schauen. Wie man die Angst vor dem Tod überwindet" (2010) beschäftigt er sich mit der Angst vor dem Tod, die Menschen in jeder Lebensphase intensiv beschäftigt und betrifft. Die Angst vor dem Sterben bestimmt Menschen bewusst, vorbewusst und unbewusst. Besonders ist die Phase des Alterns von einer Beschäftigung mit der Angst vor dem Sterben betroffen. Je näher Menschen ihrem eigenen Ende kommen, desto zentraler betrifft sie die Angst vor dem Tod.

Yalom schreibt, dass man sich von der Angst vor dem Tod ein Stück weit befreien kann. Dazu helfen „Weckrufe", die einem das Leben in besonderen Momenten schenkt. In „Weckrufen" wird man zu Reflexionen auf die eigene Angst vor dem Sterben aufgefordert, wie wir es in dem Abschnitt „Der forschende Blick in der Auswertung" am Beispiel unserer eigenen Forschungserfahrung in dieser Untersuchung beschrieben haben. Solche „Weckrufe" können auch traumatische Lebenserfahrungen sein, wie zum Beispiel der Verlust eines geliebten Menschen oder das Zerbrechen einer engen Beziehung. „Weckrufe" sind aber auch besondere Träume oder Treffen mit Menschen, die man lange nicht gesehen hat. Ein „Weckruf" macht einen spontan darauf aufmerksam, über sein eigenes Leben noch einmal ganz genau nachzudenken. In ihnen steckt die Möglichkeit, sein eigenes Leben zu reflektieren, sich eigene Wünsche und Bedürfnisse bewusst zu machen und sich die Frage zu stellen, ob man eigentlich so lebt, wie man es will. „Weckrufe" können Wendepunkte sein, oder Neuanfänge. Sie können Anfänge und Abschiede einleiten. In ihnen kann man seinen Ängsten vor dem Tod, die das Potenzial haben, einen zu hemmen und Depressionen zu befördern, reflektierend begegnen.
Yalom beschreibt so eine Szene des „Weckrufs" am Beispiel einer besonderen Lebenserfahrung von Alice. Alice ist eine 80 Jahre alte Frau, die vor Kurzem ihren Ehemann verloren hat. Er ist nach einem langen Leiden an der Krankheit Alzheimer gestorben. Mitzuerleben, wie ihr Mann im Verlauf der Krankheit zu einem Fremden wurde, war für Alice ein Grund, warum sie bei Irvin D. Yalom um eine Therapie bat. Yalom beschreibt diese Szene in Alice' Leben wie folgt:

> „Es gibt wenig Schlimmeres, als dabei zuzusehen, wie der Geist des Lebensgefährten langsam, aber unerbittlich zerbröckelt. Alice litt, als ihr Mann unaufhaltsam all die Stadien durchlief: zuerst der radikale Verlust des Kurzzeitgedächtnisses […]; dann das Aussetzen der Erinnerung daran, wo er das Auto geparkt hatte […]; danach begann er herumzuwandern und musste von der Polizei zurück nach Hause eskortiert werden; dann der Verfall seiner persönlichen Hygienegewohnheiten; und danach der drastische Rückzug in sich selbst, begleitet vom Verlust des Einfühlungsvermögens. Der endgültige Horror war es für Alice, als ihr eigener Mann sie nach fünfundfünfzigjähriger Ehe nicht mehr erkannte." (S. 46)

Die letzten vier Ehejahre waren für Alice sehr schwer und als ihr Mann verstarb, war Alice sehr traurig aber auch etwas erleichtert, dass sie nun von der „Bürde der Vollzeitpflege des Fremden“ erlöst war. Mit ihrem Ehemann hatte Alice 55 Jahre ihres Lebens verbracht. Zusammen haben sie sich ein schönes Haus eingerichtet. Beide waren Sammler antiker Musikinstrumente. Ihr ganzes Haus barg wertvolle alte Musikinstrumente und mit allen verband Alice besondere Erinnerungen. Sie gehörten zu ihrem Territorium, in dem sie sich wohl und sicher gefühlt hatte, solange ihr Mann noch lebte. Mit dem Tod ihres Mannes verlor Alice ihr Sicherheitsgefühl in ihrer gewohnten Umgebung und bei ihr brachen Todesängste aus. Sie beschloss, in ein Seniorenheim zu ziehen, und verband damit die Hoffnung, ein Stück weit ihre Sicherheitsgefühle zurückzugewinnen. Sie beschloss, ihr altes Territorium in ein neues Territorium einzutauschen. Yalom beschreibt diese Szene wie folgt:

> „Der Tag für Alices Umzug zeichnete sich bedrohlich ab. Stück für Stück verschwanden die Möbel und Gegenstände, die sie nicht behalten konnte – verkauft, an Freunde und Fremde verschenkt. Während sie das Haus leerte, wuchs ihr Gefühl panischer Desorientiertheit. Einen besonderen Schlag versetzte ihr der letzte Tag in ihrem Zuhause. […] Während Alice zusah, wie die [Bücherregale] von der Wand gerissen wurden, entdeckte sie verblüfft die darunter liegenden Streifen von Robin's-Egg-Blau an der Wand. Meiseneierblau! Alice erinnerte sich an diese Farbe! Als sie vor vierzig Jahren in dieses Haus eingezogen war, hatten die Wände diese Farbe gehabt. Und zum ersten Mal in all den Jahren erinnerte sie sich an den Gesichtsausdruck der Frau, die ihnen das Haus verkauft hatte, das verhärmte Gesicht einer gequälten, bitteren Witwe, die es, genau wie sie, hasste, ihr Zuhause verlassen zu müssen. Nun war auch Alice eine Witwe, die es, ebenso bitter, hasste, ihr Haus aufzugeben.“ (S. 49)

In der Szene, die Yalom hier aus Alice' Leben beschreibt, erlebt Alice eine spontane Erinnerung, eine, die für sie viele Jahre in Vergessenheit geraten war. Sie erinnert sich an die alte Frau, die ihr und ihrem Mann damals das Haus verkauft hatte. Heute kann Alice viel besser verstehen, wie sich die alte Frau damals gefühlt haben muss, und packt sich selber am Schlafittchen. Alice will nicht ihr Dasein bis zum Ende ihres Lebens als „gequälte, bittere Witwe“ fristen. Die

Erinnerung ist ein Weckruf, der Alice ins Hier und Jetzt katapultiert. Yalom erzählt, dass er in dieser Phase der therapeutischen Beziehung zu Alice in großer Sorge um sie war. Wie würde sie all die schweren Erfahrungen verkraften? Umso überraschender erlebt er die Szene, die Alice im bietet, nachdem sie das Seniorenheim bezogen hatte.

> „Zwei Tage nach ihrem Umzug betrat sie meine Praxis mit einem leichten spielerischen Schritt, setzte sich und erstaunte mich. ‚Ich bin glücklich!' sagte sie. [...] Ihr Glück hatte seinen Ursprung in ihrer fernen Vergangenheit. Sie war bei Pflegefamilien aufgewachsen, hatte immer mit anderen Kindern das Zimmer geteilt, hatte jung geheiratet, war in das Haus ihres Mannes gezogen und hatte sich ihr ganzes Leben nach einem eigenen Zimmer gesehnt. Im Teenageralter war sie von Virginia Woolfs ‚Ein Zimmer für sich allein' tief bewegt gewesen. Was sie nun beglückte, [...] war, dass sie endlich, mit achtzig in einem Seniorenheim, ihr eigenes Zimmer hatte. [...] Sie konnte sich endlich erlauben, frei und autonom zu sein. [...] Und noch ein Faktor spielte eine Rolle bei ihrem Wohlbefinden [...]. Ihre Möbel aufzugeben war ein großer Verlust, doch ebenso eine Erleichterung. Ihre Besitztümer waren wertvoll, wogen jedoch schwer an Erinnerungen. Sie zu verlassen war, wie einen Kokon abzuwerfen, und befreit von Geistern und dem Schutt der Vergangenheit hatte sie einen neuen Raum gewonnen, eine neue Haut, einen neuen Anfang. Ein neues Leben im Alter von achtzig." (S. 50 f.)

Ein neues Territorium im Seniorenheim birgt für Alice die Chance, neue Erfahrungen zu machen. Erfahrungen, mit denen sie sich weiter entwickeln kann. Mit denen sie sich neu erfinden kann. Sie verspricht sich davon eine Kräftigung. Sie braucht Kraft, um die schmerzhaften Erfahrungen des Abschieds von ihrem Mann, mit dem sie fast ihr ganzes Leben zusammengelebt hat, für sich zu bearbeiten. In ihrem alten Territorium wäre ihr das nicht gelungen. All die Erinnerungen an die Zeit mit ihrem Mann drohten sie zu erdrücken. Von einem Neuanfang, in einer neuen Umgebung, mit vielen möglichen Beziehungserfahrungen, kann sie die nötige Distanz für sich schaffen, um ihren Ängsten zu begegnen und sie produktiv zu bearbeiten. Alice hat viele ihrer wertvollen Musikinstrumente und Einrichtungsgegenstände verkauft oder verschenkt, sie hat sich von ihnen getrennt, aber man kann sich vorstellen, dass sie die wichtigsten für sich behalten hat. In ihrer neuen Umgebung, in ihrem neuen Territorium, sollen sie sie beizeiten an ihr altes Leben erinnern, ihr gemeinsames Leben mit ihrem Ehemann. Mit dem Verkauf des Hauses und der meisten Erinnerungsstücke schützt Alice ihre Seele vor möglichen überwältigenden Schmerzerfahrungen, denen sie in ihrem alten Territorium ausgesetzt gewesen wäre.

Der Tod ihres Ehemannes war für Alice ein „Weckruf". Mit diesem konnte sie für sich und mit Unterstützung ihres Therapeuten die Perspektive eines Neuanfangs entwickeln. Mit dem eigenen Zimmer im Seniorenheim erfüllt sie sich einen Wunsch aus Kindertagen, der sie ihr Leben lang begleitet hat: „Ein Zimmer für sich allein"; ein Zimmer, in dem sie machen kann, was sie will. Damit schafft sie sich eine Perspektive, die sie für ihr gelingendes Leben braucht.

Man kann sich vorstellen, dass auch ihr Ehemann mit dieser Lebensform für Alice sehr einverstanden gewesen wäre. Dass er sich für Alice eine solche Lebensform gewünscht hätte. Alice will noch ein paar glückliche Jahre in ihrem Leben ohne ihn haben. Alice spürt für sich ein Glück im Neuanfang und mit dieser Glückserfahrung ist sie stark genug, den Schmerz der Todeserfahrung zu bewältigen. Im Seniorenheim hat sie die Möglichkeit zu neuen Freundschaften, neuen Beziehungen, sie hat die Chance, andere und neue Lebenserfahrungen zu machen als die, die sie bisher gemacht hat. Sie kann noch mal im Alter von 80 Jahren ein neues Leben anfangen. In ihrem neuen Territorium entwickelt Alice für sich ihre „produktive Orientierung".

4.2 Beziehungserfahrungen von Menschen im hohen Alter

Zieht man in ein Seniorenheim, ändert sich nicht nur das „Territorium", auch sind die Familienmitglieder und alte Freunde und Bekannte, mit denen man im Guten wie im Schlechten zusammengelebt hat, nicht mehr, wie in vielen Lebensjahren zuvor, in gewohnter und selbstverständlicher Weise für einen da und erreichbar. Für unsere Gesprächspartner und Gesprächspartnerinnen in Seniorenheimen bedeutet das, dass sie in ihrem neuen „Territorium" auch neue Freundschaften und Bekanntschaften schließen. Sie machen in ihrer neuen Umgebung neue Beziehungserfahrungen, in denen sich eine „produktive Orientierung" ausdrückt.

In seinem Buch „Altersreise" (2013) schreibt Henning Scherf, dass man das Leben im Alter „anpacken" und „gestalten" muss. Ein solches „Anpacken und Gestalten“ ist die Entwicklung von neuen Beziehungserfahrungen, von neuen Liebesbeziehungen, Freundschaften und Bekanntschaften, aber auch das Pflegen alter Liebes-, Freundschafts- und Bekanntschaftsbeziehungen. Das ist die Suche nach Menschen, die zu einem sagen: „Komm, wir machen was zusammen!“ Henning Scherf schreibt:

> „Das Entscheidende ist nicht, dass man Angst vor dem Alter hat, vor Krankheit, Einsamkeit und Tod – diese Gedanken beschleichen bisweilen jeden von uns, egal wie fit und rüstig man ist. Das Entscheidende ist, dass man sich diesen Gedanken nicht ergibt, sondern seinen Ängsten vorbeugt. Wer jung bleiben möchte, aber nichts für sich tut, außer Kosmetika zu kaufen, wird nicht sein Ziel erreichen. Aber wenn jemand versucht, dadurch jung zu bleiben, dass er in der Mitte seiner Nachbarschaft, seiner Freunde, seiner Familie bleibt, dadurch, dass er sich Aufgaben sucht, die ihn anregen und mobilisieren, dann tut er das Richtige. Mögen die Hüften steifer und die Beine klappriger werden – darum geht es nicht. Es geht darum, mit diesen Beinen und diesen Hüften noch so viel anzustellen, wie irgend möglich ist.“ (S. 25 f.)

Das kann man auch im Seniorenheim. Im Folgenden sind unter anderem die Interviews mit einem alten Freundespaar und einem alten Ehepaar, die ihr neues Zuhause in einem Seniorenheim gefunden haben, interpretiert. Sie haben uns von ihren Beziehungserfahrungen in ihrer neuen Nachbarschaft erzählt.

4.2.1 Fürsorgliche Beziehungen pflegen

In diesem Abschnitt interpretieren wir das Interview mit Thea und Luis, einem alten Ehepaar. Sie leben gemeinsam in einem Seniorenheim. Dort haben wir ein Gespräch mit ihnen geführt. Thea ist 90 und Luis ist 95 Jahre alt. Sie haben fast ihr ganzes Leben miteinander verbracht. Thea und Luis haben im Alter eine sehr enge und innigliche Liebesbeziehung. Als Luis sich aus gesundheitlichen Gründen gezwungen sah, in ein Seniorenheim zu ziehen, ist Thea mit ihm mitgekommen. Im Interview sagt Thea, dass sie in der neuen Situation erst einmal „vollkommen fertig“ war. In kurzer Zeit hat sich ihre ganze Lebensumgebung verändert. Ihr stellte sich die Frage: „Was machst du hier nun?“, sie war ja, im Gegensatz zu ihrem Mann, noch kerngesund. Sie hätte gut noch einige Jahre in dem gemeinsamen Haus – auch alleine – leben können. Es war vor allem der Wunsch ihres Mannes, gemeinsam ins Seniorenheim zu ziehen. Aber auch für Thea kam es nicht infrage, ihren Mann bloß täglich zu besuchen und ihn ansonsten der Obhut und Pflege zu überlassen. Für beide war das keine gute Lösung. Thea sagt im Interview, dass sie sich in der neuen Situation – mit ihrem Mann gemeinsam im Heim – zunächst einmal „überall Rat geholt" hat, um herauszufinden, wie man mit dieser Situation am besten umgeht. In unserem Gespräch erzählt sie:

> „Mir wurde gesagt, dass ich die Entscheidung, ins Heim zu gehen, in der besten Zeit des Lebens getroffen habe. Ich konnte noch alles gut selber regeln. Wir mussten aus unserem großen Haus ausziehen. Da hatte sich viel angesammelt über die Jahre und wir mussten ja auch viel von unseren Sachen wegschmeißen. Was wir verschenken konnten, haben wir verschenkt."

Beim Umzug ins Seniorenheim hatte Thea den Vorteil, dass sie viele Entscheidungen, die bei dem Umzug anfielen, selber treffen konnte.[18] Was wird „wegge-

18 Ähnlich wie Thea hat auch Liselotte Vogel ihren Umzug ins Altenheim erlebt. Sie hat es als „Segen" erfahren, dass ihr Mann und sie sich rechtzeitig mit der Frage, ob man in ein Seniorenheim ziehen will, auseinandergesetzt haben. Sie waren beide zu dem Zeitpunkt, als sie anfingen, sich zu überlegen, wie sie im Alter leben wollten, noch körperlich kaum eingeschränkt und konnten beide ohne große Probleme in der „geliebten Wohnung" im zweiten Stock eines zentral gelegenen schönen Münchner Altbaus leben. Hans-Jochen Vogel war 80 und Liselotte Vogel 79, als diese Situation sich für sie überraschend änderte. Liselotte Vogel beschreibt in ihrem Buch „Ich lebe weiter selbstbestimmt!" (2009) diese Szene aus ihrem Leben wie folgt: „Ich habe den gesamten Umzug genau geplant und vorbereitet, hatte bereits entschieden, welche Möbel mitkommen sollten und wovon wir uns trennen würden. [...] Mein Mann hat sehr zeitig angefangen, seine umfangreiche Bibliothek aufzulösen [...], nur einen Bruchteil der Bücher konnten wir mitnehmen. Unsere Garderobe wurde aussortiert, meine Abendkleider hängen alle in Säcken verpackt im Keller. Die Möbel schnitt ich aus Pappkarton maßstabgerecht aus und richtete die Wohnung [im Seniorenheim] auf dem Plan bereits bis ins letzte Detail ein. [...] Gerade als mein Mann seine Bibliothek aufgelöst hatte und alles organisiert war, gönnte ich mir eine Woche Urlaub am Tegernsee. [...] Es war dieser wunderschöne Winter 2005/2006, in dem es so herrlich viel Schnee gab. Und da geschah es, dass ich bei einem Spaziergang auf Glatteis ausrutschte und mir Hand und Bein brach. Nun zeigte sich, wie unpraktisch meine geliebte Altbauwohnung im zweiten Stock ohne Aufzug in Münchens Zentrum war. [...] In dieser Zeit

schmissen", was wird „verschenkt" und was behält man, um es sich im Seniorenheim gut einzurichten. An welchen Dingen hängen sie und von welchen Dingen können sie sich trennen, das waren keine Fragen, die andere für sie entscheiden mussten. In all dem Schmerz, den so ein Abschied vom eigenen Haus bedeutet, haben es Thea und Luis noch ganz gut angetroffen. Sie konnten über ihr Leben noch weitestgehend selber entscheiden und haben diese Möglichkeit wahrgenommen. Im Gespräch sagt Thea:

> „Ich fühle mich hier im Seniorenheim sehr wohl und trotzdem gibt es mal Tage, da denkt man, das ist ja alles nicht so toll hier, und träumt von einem anderen Leben. Aber dann bin ich auch schnell wieder hier und denke, das gehört eben zum Leben und das erzählt mir auch der Pastor: Wie eine Geburt gehört auch der Tod dazu. Und wenn mein Mann und ich zusammen so alt werden dürfen, dann muss man dafür dankbar sein."

Thea ist in ihrer Auffassung vom Leben ganz pragmatisch. Wenn ihr zu ihrem Leben im Seniorenheim Zweifel kommen, dann konzentriert sie sich auf die guten Seiten ihrer neuen Umgebung. Sie ist dankbar dafür, mit ihrem Ehemann alt zu werden. Aus dieser Lebenssituation macht sie für ihren Mann und sich das Beste. Ihre Liebe zu ihrem Mann und dem gemeinsamen Leben gibt ihr die nötige Kraft, selbst wenn sie manches Mal denkt: „das ist ja alles nicht so toll hier". Sie versucht sich an den Gedanken zu gewöhnen, dass „wie eine Geburt auch der Tod" zum Leben dazugehört. Eine solche Haltung gewinnt sie auch mit Unterstützung eines Pastors und Seelsorgers, den sie regelmäßig aufsucht, um ihre Sorgen mit ihm zu teilen.

Thea ist eine starke Frau und das schätzt Luis an ihr. Im Interview sagt er:

> „Hier alleine zu sein, das wäre für mich furchtbar. Es ist ja hier eher der Fall, dass die Frauen alleine sind, weil ihre Männer gestorben sind. Alleine würde ich hier nicht zurechtkommen. Und nun ist das schon ganz gut so. Hier passen sie auf einen auf. Man ist hier gut versorgt. Das Essen ist da, die Wäsche wird gemacht. Man hat das Zimmer. Hier

wurde mir bewusst, wie vernünftig unsere Entscheidung war. [...] [Ich] konnte es am Ende kaum erwarten, die neue Wohnung mit all den Vorteilen, die ein Wohnstift in solchen Fällen bieten kann, zu beziehen." (S. 31 f.)

> wird auch geputzt. Wir haben keine Arbeit. Also wir können uns schön ausruhen."[19]

Für Luis wäre ein Leben ohne seine Frau „furchtbar". Die Einsamkeit, die auf alte Menschen im Seniorenheim zukommen kann, wäre für ihn kaum zu ertragen. Die Liebesbeziehung mit Thea gibt Luis die nötige Sicherheit, die er sich für sein Leben wünscht. Thea und Luis lassen sich liebevolle Wärme zukommen. Pflege und Betreuung haben ihre liebevollen Seiten, aber der Zeitrhythmus und der Arbeitstakt sind den Pflege- und Betreuungsaufgaben unterlegen, lassen oft nicht mehr als ein flüchtiges Streicheln oder ein anerkennendes Lächeln, eine freundliche Zuwendung im Gespräch oder einen Scherz im Vorbeigehen zu. Thea und Luis wollen sich nicht bloß solcher flüchtigen Zuwendungen im Pflege- und Betreuungsalltag überlassen. Beziehungswärme finden sie in ihrer intensiven Liebesbeziehung. Gerade in ihrer Liebesbeziehung realisiert sich die „produktive Orientierung" der beiden. Gleichermaßen sind sie aber auch von der Fürsorge der Institution abhängig und sind froh über die Unterstützung bei den alltäglichen Dingen des Lebens, die sie gerne in Anspruch nehmen. Im Seniorenheim wird auf beide „aufgepasst". So können sie ihr gemeinsames Leben als ein „schönes Ausruhen" erleben, sagen sie im Gespräch. Für beide ist es ein bisschen so wie früher, in ihrem alten Haus, in dem Thea für Luis und die Kinder gesorgt hat und auf das Wohlergehen aller aufgepasst hat.

19 In ihrem Buch über das Leben im Seniorenheim „Ich lebe weiter selbstbestimmt!" (2009) beschreibt Liselotte Vogel ganz ähnliche Erfahrungen wie folgt: „Eigentlich hat sich nicht viel bei uns geändert im Vergleich zu früher, außer, dass wir mehr Zeit füreinander haben. Überhaupt kann ich mir für alles viel mehr Zeit lassen, da meine vielfältigen Aufgaben weggefallen sind, wie unser Haus in Niederbayern und die verschiedenen Haushalte, die ich jahrelang führte. Ich bin keinen Zwängen mehr ausgesetzt. Und diesen Luxus, Zeit zu haben, den genieße ich sehr. Ich gehe einmal die Woche ins Gedächtnistraining, vorläufig zum Spaß und weil das auch guttut, wenn man es noch nicht so dringend braucht, und zum Yoga. All das ist sehr bequem, weil ich ja das Haus dazu nicht verlassen muss. Das ist wirklich schön." (S. 40) An einer anderen Stelle schreibt sie: „Da ich nicht mehr selbst koche, fällt viel Arbeit weg. So kann ich mir den Luxus erlauben, der mir immer noch ganz ungeheuerlich vorkommt: dass ich mich zum Beispiel am Morgen hinsetzen und einfach ein Buch lesen kann." (S. 38) Liselotte Vogel genießt die Vorzüge des Lebens im Seniorenheim und nutzt sie gern.

Wenn Thea das gemeinsame Leben mit ihrem Ehemann einmal zu viel wird, zieht sie sich in ihr eigenes Zimmer zurück. Das Leben von Luis und Thea findet in zwei getrennten Zimmern statt. Die gemeinsamen „produktiven Orientierungen" des alten Paares drücken sich in einer ausgewogenen Balance von Nähe und Distanz aus. Den Rat zu getrennten Zimmern hat ihnen die Heimleitung gegeben, erzählt Thea im Gespräch. Diese Wohnsituation hilft den beiden, zwischen ihrem gemeinsamen Leben und dem Leben als Einzelner zu unterscheiden. Jeder der beiden wird dazu aufgefordert, bestimmte Dinge für sich selber zu organisieren. Die individuelle „produktive Orientierung" sowohl von Thea als auch von Luis zeigt sich darin, dass Thea sich regelmäßig mit ihren Freundinnen im Seniorenheim zu Fernsehabenden oder zum Gedächtnistraining trifft. Sie sagt:

> „Morgens gehe ich rüber und wecke ihn, weil er die Uhr nicht mehr so richtig erkennt. Und wenn die Schwester zur richtigen Zeit kommt, dann zieht sie ihm die Socken an und die Hose und so. Und oben das Waschen, das kann er noch alles selber. Und abends helfe ich ihm auch. Und dann sind wir am Tage hier in meinem Zimmer. […] Ins Kino gehen wir zusammen und fahren auch zusammen fast jeden Sonntag irgendwo raus. Wir machen viel zusammen, aber ich mach auch vieles alleine. Mein Mann geht alleine zum Turnen. Die Schwester Ute sagt immer: Frau Meyer, lassen Sie sich nicht ganz unterkriegen. Sie müssen auch was alleine machen. Das ist manchmal schwer, aber es geht auch sehr gut. Man muss immer ein bisschen diplomatisch sein."

Jeder der beiden hat eine eigene „produktive Orientierung" und unterstützt diese mehr oder weniger auch bei dem anderen. So folgen sie dem Rat der Heimleitung in einer eigenen Weise. Thea und Luis schauen regelmäßig nacheinander und sorgen sich umeinander. Sie verbringen den Tag in Theas Zimmer weitestgehend zusammen und schlafen nachts in getrennten Zimmern. Wenn sie nicht schlafen können, besuchen sie sich. So nutzen sie für sich die Vorteile, die getrennte Zimmer haben, ohne einander zu stark aus den Augen zu verlieren. Thea trifft sich mit ihren Freundinnen und Luis nimmt an Englischkursen teil oder geht alleine zum Turnen. Thea hilft Luis, sich zu waschen und sich anzuziehen. Luis übernimmt die psychische Fürsorge für seine Frau. Beide befolgen den Rat der Institution, ihre Selbstständigkeit in ihrer Beziehung zu bewahren, „auch mal etwas alleine zu machen“. Das fällt Thea leichter als Luis. Luis sitzt gerne mit seiner Frau in ihrem Zimmer und „ruht sich aus“. Thea spürt, dass es ihrem Mann lieb wäre, sie hätte nicht so ein starkes Bedürfnis, ihre Freundinnen zu treffen. Da muss sie „ein bisschen diplomatisch“ sein.

Das Leben im Seniorenheim folgt klaren Regeln rationaler Zeit- und Raumordnung. Das Altenheim schafft eine bestimmte Versorgungsstruktur und -unterstützung in Dingen des Lebens, die man nicht mehr selbstbestimmt lösen kann. Auch hier muss man „diplomatisch“ sein, wenn man von der Heimorganisation in seiner eigenen „produktiven Orientierung“ und in der gemeinsamen „produktiven Orientierung“ profitieren will. Das Seniorenheim organisiert das Leben der Bewohnerinnen und Bewohner im besten Falle dergestalt, dass es davon profitieren kann, dass Mitarbeiterinnen und Mitarbeiter entlastet werden. Was Thea noch machen kann, das macht sie gerne selber – auf diese Weise unterstützt sie Pflegerinnen und Pfleger ganz selbstverständlich. Sie hilft ihrem Mann beim Waschen und Anziehen. So kann in den Arbeitsabläufen Zeit gespart und Widerstand vermieden werden, was zu einer „Erhöhung der Effizienz“[20] der Ökonomie eines Altenheims führt.

Die Liebe von Thea und Luis ist „aktiv“ und inniglich. Solche Liebe beschreibt Erich Fromm in „Die Kunst des Liebens“ (1956): Der „aktive Charakter der Liebe“, so Fromm, „zeigt sich […] darin, dass [er] in allen [seinen] Formen stets folgende Grundelemente enthält: Fürsorge, Verantwortungsgefühl, Achtung vor dem anderen und Erkenntnis“ (S. 455).

20 Der Soziologe Fritz Böhle hat in einer großen Studie über die „Arbeit als Subjektivierendes Handeln“ (2017) unter anderem gezeigt, dass es sowohl der Institution Altenheim als auch ihren Bewohnerinnen und Bewohnern zugutekommt, wenn der Lebensalltag der Bewohner und Bewohnerinnen durch die Institution so gestaltet werden kann, dass „produktive Orientierungen“ gefördert werden. Sabine Weishaupt schreibt in einem Aufsatz, dass durch „ein Eingehen und sich Einlassen auf den Bewohner […] nicht nur Widerstände und Missverständnisse bei der Durchführung der alltäglichen Pflegearbeit vermieden [werden], sondern es kann auch – soweit möglich – eine aktive Unterstützung und damit Erleichterung der Arbeit [der Pfleger und Pflegerinnen und der sozialen Betreuung] durch die Pflegebedürftigen gefördert werden.“ Es kann so „zu einer Erhöhung der Effizienz“ und „der Prozess- und Ergebnisqualität der Dienstleistung Pflege“ kommen (S. 692).

Thea unterstützt Luis und Luis unterstützt Thea bei der Aktivierung der lebensfördernden Eigenkräfte. Dazu gehört für beide, dass sie füreinander sorgen und die Verantwortung füreinander übernehmen. Auf solche Weise gestalten sie ihre gemeinsame „produktive Orientierung“. Dazu gehört das aktive Voneinander-Abschied-Nehmen. Eine Aufforderung dazu ist in dem Rat der Heimleitung, „auch mal etwas alleine zu machen“, enthalten. In den getrennten Zimmern können Thea und Luis üben, wie es ist, wenn einer „übrig“ bleibt. Der Rat der Heimleitung zu getrennten Zimmern ist auch eine Strategie der Institution, den Bewohnerinnen und Bewohnern das Voneinander-Abschied-Nehmen zu erleichtern, es einzuüben und damit ein Stück weit bewältigbar[21] zu machen.

Thea wird ihren Mann wahrscheinlich überleben, darauf deutet vieles hin. Thea ist jünger und gesünder als Luis. Beide spüren das und Luis macht sich Sorgen um seine Frau. Er wird nachts von Albträumen geplagt und schaut dann nach seiner Frau. Im Interview sagt er: „Passieren tut's ja mal, dass wir uns trennen müssen. Also das wird schwierig, für den einen der übrig bleibt.“ Luis fragt sich, was mit seiner Frau sein wird, wenn er einmal nicht mehr da ist. Er wünscht sich, dass es ihr dann gut gehen wird und sie nicht alleine sein wird. Er spürt die Isolation, die einem als Hinterbliebener im Seniorenheim zukommen kann. Auch deswegen unterstützt er seine Frau dabei, auch mal etwas mit anderen zu machen, das Alleinsein einzuüben, selbst wenn er lieber mit ihr zusammen wäre.

21 Henning Scherf, der sich heute als Pensionär sehr mit der Frage nach einem guten Leben im Alter beschäftigt, beschreibt in seinem Buch „Das letzte Tabu“ (2016), das er gemeinsam mit Annelie Keil geschrieben hat, das gemeinsame Altern mit seiner langjährigen Ehefrau Luise. Beide haben ein erfülltes Leben miteinander und finden es für ihre Lebensphase im Alter wichtig, sich mit dem Voneinander-Abschied-Nehmen auch aktiv zu beschäftigen. So versuchen sie für sich den Schmerz, der mit dem Abschiednehmen verbunden ist, erfahrbar und bewältigbar zu machen. Sie versuchen sich produktiv mit dem Abschiednehmen vom gemeinsamen Leben auseinanderzusetzen. Eine ihrer Strategien ist, dass jeder ein Tagebuch für den anderen schreibt, dass „übrig bleiben“ wird, wenn einer nicht mehr da ist. Mit einem solchen Tagebuch kann man den anderen in seine Erinnerung zurückholen. Man kann in einen inneren Dialog mit ihm kommen. Es ist ein Festhalten des anderen, das die existenzielle Angst vor dem Verlassenwerden mildert. In einer gemeinsamen „produktiven Orientierung“ versuchen Henning und Luise Scherf die Angst vorm Alleinezurückbleiben und vor der drohenden Vereinsamung im Alter zu bewältigen.

Thea und Luis unterstützen sich wechselseitig und sorgen füreinander. Sie fügen sich nicht einem bloßen „passiven Konsumentendasein" im Alter, wie wir es eingangs mit Fromm beschrieben haben. Sie nehmen ihr Leben dort, wo sie es können, „aktiv" in die eigene Hand. Ihre lange Liebesbeziehung hilft ihnen dabei.

4.2.2 Freundschaftliche Beziehungen entwickeln

Ein Freundespaar, das wir interviewt haben, Elsa (93) und Charles (75), hat sich erst im Seniorenheim kennengelernt. Für beide war der Umzug ins Seniorenheim nicht einfach. Sie waren durch Krankheiten dazu gezwungen, ihr eigenständiges Leben aufzugeben. Alleine ist es ihnen nicht leichtgefallen, sich im Seniorenheim einzuleben. Erst als sie sich kennenlernten, konnten sie sich besser einfinden. In ihrer freundschaftlichen Beziehung gelang es ihnen, ein neues Territorium für sich im Seniorenheim zu entwickeln und alte Territorien aufzugeben.

Zum Zeitpunkt des Umzuges ins Seniorenheim waren beide verwitwet und auch ihre Kinder konnten sich nicht ausreichend um sie kümmern. Ihre Kinder leben „weit in der Welt verstreut", erzählen Elsa und Charles im Interview. Sie kommen ihre Eltern nur selten im Seniorenheim besuchen.

Bei ihrer ersten Begegnung fanden sich Elsa und Charles auf Anhieb sympathisch, wie sie erzählen. In langen Gesprächen und geteilten Erinnerungen haben sie zueinander gefunden. Dabei stellten sie fest, dass sie viele Leidenschaften teilen, zum Beispiel gerne gut essen oder das Theater besuchen. Im Seniorenheim schauen sie sich oft gemeinsam Filme im Fernsehen an, wie Elsa im Interview berichtet:

> „Fernsehen gucken wir gerne und trinken dazu ein Glas Wein oder auch mal einen Schnaps. Charles bestellt den Wein im Internet, der kennt sich da gut aus. Der Hausmeister trägt ihm die Kiste dann aufs Zimmer."

Elsa und Charles verbringen oft ihre Abendstunden bei einem guten Glas Wein vor dem Fernseher. Sie haben sich ihre Zimmer im Seniorenheim gemütlich eingerichtet. So sitzen sie abwechselnd einmal bei Charles, einmal bei Elsa. In ihren Zimmern gibt es schöne Sessel, in denen man es sich nicht nur beim Fernsehen bequem machen kann.

Wenn sie fernsehen, unterstützen sie sich wechselseitig darin, den jeweiligen Film oder die Fernsehsendung richtig zu verstehen. Elsa ist blind und hört etwas schlecht. Aber als sie Charles kennenlernte, konnte sie noch sehen, „dadurch weiß ich wenigstens, wie er aussieht", sagt sie im Gespräch. Es „kam dann ganz plötzlich, dass das Sehen immer schlechter wurde", sagt Elsa. Für sie, die so gerne liest und sich gerne Fernsehsendungen und Filme ansieht, war es ein Schock und eine große Einschränkung ihres Lebens, das Augenlicht zu verlieren. Sie ist eine intellektuelle Frau und Charles hilft ihr heute dabei, ihr ihre intellektuellen Wünsche zu erfüllen und sie zu bewahren, so liest er ihr auch gerne die Zeitung vor.

Charles ist Mitglied in der CDU und Elsa ist in der SPD. Manchmal haben sie nach ihren Studien von Zeitungsartikeln oder gemeinsamen Politiksendungen auch untereinander politische Debatten. Dazu sagt Charles im Gespräch:

> „Wenn wir diskutieren, beispielweise über die Große Koalition, dann haben wir zwar eine politische Debatte, aber das hält sich im Rahmen."

Ihnen bringt die intellektuelle Beschäftigung mit aktuellen politischen Themen Spaß. Dabei streiten sie nicht, sondern sie debattieren. Dabei können sie schon einmal die Zeit vergessen. Immerhin teilen sie nicht die Leidenschaft für die gleiche Partei. Ganz wie die Große Koalition das vormacht, finden auch sie immer wieder Kompromisse für ihre Ansichten, sodass die politische Auseinandersetzung nicht durch einen Streit zerbricht, sondern in einer Debatte weitergeführt werden kann. Für Streit wird einfach keine wertvolle Zeit verloren, sagen die Freunde im Interview:

> Charles: „Wir streiten uns eigentlich nie."
> Elsa: „Mit dem Streiten hat man's nicht mehr so. Man akzeptiert sich gegenseitig und warum soll man sich streiten, bringt doch nichts."

Charles und Elsa sind sehr fürsorglich miteinander. Sie wissen um die körperlichen Leiden des jeweils anderen und können sich in die Bedürfnisse des anderen hineinfühlen. Charles begleitet Elsa beim Einkaufen. Für Elsa ist er eine wichtige Unterstützung. Sie sagt: „Ich kann ja die Ampel an der Kreuzung nicht mehr sehen und wenn ich zum Einkaufsladen gehe, muss ich über eine stark befahrene Straße." Charles begleitet Elsa und sagt ihr, „wann sie gehen kann". Elsa ist Charles dafür sehr dankbar. In unserem Gespräch sagt sie über Charles: „Er kümmert sich sehr rührend um mich."

Charles und Elsa kümmern sich umeinander. Ihm sind insbesondere seine regelmäßigen Arztbesuche sehr unangenehm. Wie selbstverständlich begleitet ihn Elsa dorthin und stärkt ihm den Rücken. Beide sind durch ihre körperliche Verfassung auf die Unterstützung des anderen angewiesen. Das ist für sie kein Problem, ganz im Gegenteil, sie unterstützen sich wie selbstverständlich. Wenn sie zum Beispiel Spaziergänge machen, dann hält sich Charles, der nicht mehr so einfach ohne Unterstützung gehen kann, an Elsas Rollator fest. Elsa, die nicht mehr so gut sieht, überlässt Charles die Wegführung. So profitieren Charles und Elsa in ihrer liebevollen Freundschaft voneinander und sind nicht auf die Hilfe und Betreuung von Dritten bei ihren allnachmittäglichen Spaziergängen angewiesen. Im Alter mit seinen vielfältigen Einschränkungen – seien es körperliche, geistige oder soziale – kommt ihrer Freundschaft[22] noch einmal eine ganz besondere Bedeutung zu.[23]

Mit einem Freund oder einer Freundin lässt sich auch der oft deprimierende und triste Alltag in Seniorenheimen besser bewältigen. Sei es in Gesprächen, in denen man seinen Frust loswerden kann, in gemeinsamen Spaziergängen oder beim gemeinsamen Fernsehen. Mit einem Freund kann man dem Leben im Seniorenheim Freude und Spaß abgewinnen. Charles und Elsa nutzen die Vorzüge, die ihre Umgebung ihnen bietet. Gemeinsam können sie das noch ganz gut. Jeder für sich allein hätte es da schwerer. Elsa sagt im Interview:

22 Henning Scherf schreibt in seinem Buch „Altersreise“ (2013) über die Wichtigkeit von Freundschaften im Alter: „[…] [M]eine Reise ins Alter hat mich […] gelehrt: Sollte ich es eines Tages nicht mehr alleine schaffen, dann wünsche ich mir, dass ich getragen werde, dass ich dann Menschen um mich herum habe, die mir lieb und vertraut sind und die sagen: Wir lassen dich nicht alleine. Und das ist nur möglich, wenn ich mir rechtzeitig die Umgebung einrichte, in der ich alt werden möchte.“ (S. 28)

23 Auf dieses Interview hat sich auch Katja Specht in ihrer sozialpsychologischen Untersuchung „Wahre Freundschaft“ (2020, S. 65 f.) bezogen und die Beziehung der beiden Freunde auf die folgende Weise interpretiert: „Die Freundschaft [von Charles und Elsa] beweist sich gerade immer wieder in praktischen Hilfen. Wechselseitiges Helfen und Unterstützen ist eine eigene Sprache. Es geht dabei nicht nur um ein bloßes Helfen, sondern um die Erfahrung, dass der andere für einen da ist, dass man sich sicher fühlen kann, wenn der andere einen begleitet. Solche Freundschaftsgefühle räumen die Unsicherheiten des Alltags beiseite.“ (S. 67)

> „Wir sind speziell auf uns eingestellt. Wir sind sehr abgeschlossen von den anderen. Das hat sich so ergeben. Wir ergänzen uns in vielen Dingen."

Gemeinsam sind sie auch unabhängiger und weniger angewiesen auf die Unterstützung durch die Institution. Das tut beiden gut. Gemeinsam kämpfen sie manchmal gegen die persönlichen Einschränkungen, die man für ein gelingendes Zusammenleben im Seniorenheim in Kauf nehmen muss. Sie besuchen sich heimlich am Abend in ihren Zimmern, wenn sie sich eigentlich im eigenen Zimmer aufhalten sollten, oder sie unterstützen sich wechselseitig dabei, aus dem Seniorenheim auch „einmal herauszukommen", um den „Kopf frei zu kriegen". Dann reservieren sie beispielweise einen Tisch in einem dem Seniorenheim nahe gelegenen Restaurant und gönnen sich dort ein gutes Essen.

Freunde sind persönlich und engagiert für die Sorgen des anderen da, es ist auch ein Kampf gegen die Einsamkeit und die soziale Isolation, die auf einen im Seniorenheim zukommen kann. Sie machen Witze oder verstehen den Sarkasmus des Freundes oder der Freundin, der sich bei einem einschleichen kann, der auch eine Bewältigungsform des Alltags in Seniorenheimen sein kann. Sie sind nicht nur körperlich, sondern auch psychisch aufeinander angewiesen und nehmen diese Bezogenheitserfahrung ernst. Sie übernehmen Verantwortung für den anderen. Mit einem Freund oder einer Freundin gestaltet sich das Leben im Seniorenheim leichter.

In seinem Vortrag „Mann und Frau" (1951b), den Erich Fromm 1949 gehalten hat und der 1951 in einem Sammelband schriftlich erschienen ist, beschäftigt sich Erich Fromm mit dem zärtlichen Verhältnis zwischen Männern und Frauen. Er schreibt: „Zur Zärtlichkeit gehört viel. Es gehört Liebe dazu, Achtung und wissendes Verstehen. Zärtlichkeit ist etwas grundsätzlich anderes als Sexualität, Hunger oder Durst." (S. 395) Zärtlichkeit ist nicht durch eine „sich selbst steuernde Dynamik gekennzeichnet", wie solche „Triebe", die immer intensiver werden, bis sie befriedigt werden. Zärtlichkeit sucht nicht nach einem „Höhepunkt und ist nicht plötzlich zu Ende" (S. 395). „Sie findet ihre Befriedigung im Akt selbst, in der Freude liebevoll und warm zu sein, den anderen wichtig zu nehmen, zu achten und ihn zu beglücken." (S. 395) „Sie hat keinen anderen Zweck als sich an dem warmen, lustvollen, fürsorglichen Gefühl für einen anderen Menschen zu erfreuen." (S. 395) Fromm denkt, dass uns unsere Kultur „den Mut zur Zärtlichkeit“ nimmt und dass Zärtlichkeit deswegen gleichermaßen von Frauen und Männern angestrebt und entwickelt werden sollte (S. 395).

Elsa und Charles haben „den Mut zur Zärtlichkeit“. Die beiden Freunde haben im Seniorenheim füreinander eine zärtliche Beziehung entwickelt. Sie helfen sich wechselseitig und unterstützen einander. Sie lösen zusammen alltägliche Probleme. In ihrer zärtlichen Beziehung zueinander gewinnen und erhalten sie sich ein wenig körperliche und geistige Unabhängigkeit und Freiheit in ihrem gemeinsamen Leben im Seniorenheim.

4.2.3 Ein literarisches Beispiel von Bertolt Brecht: „Die unwürdige Greisin“

Zum Abschluss dieses Kapitels möchten wir noch ein Beispiel aus der Literatur für „produktive Orientierungen“, die sich in Beziehungserfahrungen in der Phase des Alterns ausdrücken, diskutieren. In einer Kurzgeschichte von Bertolt Brecht, „Die unwürdige Greisin“ (1967), geht es um die produktiven Lebensweisen einer alten „unwürdigen Greisin“. Nach dem Tod ihres Ehemannes beginnt sie ein zweites Leben, indem ihre „produktive Orientierung“ voll zum Zuge kommt. Sie lässt alle konventionellen Verwandtschaftsbeziehungen hinter sich, sehr zum Erstaunen und auch zur Enttäuschung ihrer Kinder und Enkelkinder. Sie setzt sich einen „Ausgehhut“ auf, verliebt sich in einen „Flickschuster“, der es in den Augen der Gesellschaft „zu nichts gebracht“ hat, und kümmert sich um ein „halbschwachsinniges“ Mädchen, an der sie einen „Narren [...] gefressen“ hat.

> „Sie nahm sie mit ins Kino und zum Flickschuster, der sich übrigens als Sozialdemokrat herausgestellt hatte, und es ging das Gerücht, dass die beiden Frauen bei einem Glas Rotwein in der Küche Karten spielten.“ (S. 319)

Die alte Frau „amüsierte sich“ bis zu ihrem Tode, was sie der Gesellschaft als „unwürdig“ erscheinen ließ:

> „Genau betrachtet lebte sie hintereinander zwei Leben. Das eine, erste, als Tochter, als Frau, als Mutter, und das zweite einfach als Frau B., eine alleinstehende Person ohne Verpflichtungen und mit bescheidenen aber ausreichenden Mitteln. Das erste Leben dauerte etwa sechs Jahrzehnte,

> das zweite nicht mehr als zwei Jahre.“ Am Ende ihres Lebens hatte sie „die langen Jahre der Knechtschaft und die kurzen Jahre der Freiheit ausgekostet und das Brot des Lebens aufgezehrt bis auf den letzten Brosamen“ (S. 321).

Der Bruch mit den Konventionen des Familienlebens macht die Greisin lebendig. Sie wird produktiv in ihrer eigenen Lebensgestaltung. Das, was ihre Familie und ihre früheren Bekanntschaften für „unwürdig“ halten, schafft ihr Beglückung und Zufriedenheit in einem intensiven zweiten Leben. In diesem zweiten Leben hat sich die Greisin von einer Konformistin in eine Non-Konformistin verwandelt. Das „unwürdige“ Leben, das ihre Familie der Greisin vorhält, ist für sie das würdige, das ihr zweites Leben gelingen lässt.

Gerade auch die „produktiven Orientierungen“, die in einer unkonventionellen Lebensweise ihren Ausdruck finden, sind manchmal die notwendige Prise Salz in der guten Suppe und verheißen menschliches Glück. Auch Thea, Hilde, Marlis und Elsa haben etwas von „unwürdigen Greisinnen“, die im Seniorenheim ihr Leben produktiv und unkonventionell, soweit es ihnen möglich ist, gestalten. Sie haben etwas von Diplomatinnen des guten Lebens. Das wissen auch die Männer zu schätzen.

5 Interviews mit sozialen Betreuern

Viele unserer Interviews und Gruppendiskussionen haben wir mit Bewohnerinnen und Bewohnern von Seniorenheimen geführt. Das Seniorenheim tritt oft für seine Bewohnerinnen und Bewohner an die Stelle der Familie. Sie müssen lernen, mit fremden Menschen zusammenzuleben. Menschen, die nicht selten aus ganz anderen Lebensverhältnissen stammen als sie selbst. Im Seniorenheim hat man meist nur noch ein Zimmer zum Wohnen und Schlafen, mit dem man sich begnügen muss. Das heißt auch, dass man die meisten Dinge, wie Möbel und Bilder, an die man viele Jahre gewohnt war, nicht mehr um sich haben kann. In der Regel kann man nur wenige Dinge mit in das Seniorenheim nehmen. Auch die Familienmitglieder, mit denen man im Guten wie im Schlechten zusammengelebt hat, sind nicht mehr, wie in vielen Lebensjahren zuvor, in gewohnter Weise für einen da und erreichbar. In solchen Übergängen entwickeln sich neue Beziehungserfahrungen, auch mit BertreuerInnen und PflegerInnen. Für unsere Untersuchung haben wir drei Interviews mit sozialen Betreuern geführt. Die Erkenntnisse aus diesen Interviews sind im folgenden Abschnitt zusammengefasst.

Unsere Gesprächspartner aus der sozialen Betreuung berichten davon, dass es bei der „Altenarbeit" oft „kleine Schritte" sind, die große Wirkungen für die Menschen in ihrem Wohlergehen haben. „Kleine Schritte" lassen sich beispielsweise in Gruppenarbeiten erzielen. In Seniorenheimen werden oft Gedächtnistrainings für die Bewohnerinnen und Bewohner organisiert. Gedächtnistrainings sind Gruppenarbeiten, die Erinnerungen motivieren oder in denen aktuelle kulturelle und politische Themen diskutiert werden. Bewohner und Bewohnerinnen von Seniorenheimen werden oft an der Vorbereitung der Gedächtnistrainings beteiligt. Einer unserer Gesprächspartner berichtet uns das Folgende im Interview:

> „Einer der älteren Männer beteiligt sich an den Vorbereitungen für das Gedächtnistraining, indem er Sprüche aus Zeitungen ausschneidet und sie zu Beginn der Stunde vorliest. Auf diese Weise kommuniziert er mit der Gruppe und erweitert seinen Wirkungskreis. Er ist dadurch über seine körperlichen Einschränkungen, mit denen er leben muss, weniger frustriert. Er hat zwar manchmal Wut und sucht Ventile, um seiner Wut freien Lauf zu lassen, und die richtet sich oft gegen andere Menschen hier im Seniorenheim. Ich suche dann das Gespräch mit ihm, damit er sich entlasten kann."

Es gibt zuweilen eine besondere „Wut" bei Bewohnerinnen und Bewohnern in Seniorenheimen, die sich immer einmal wieder in verschiedener Form äußeren kann. Bei diesem älteren Bewohner lässt sich vermuten, dass die „Wut" mit der Enttäuschung über körperliche Einschränkungen zusammenhängt. Körperliche Ohnmachtserfahrung machen wütend. Der Bewohner hat eine Lähmung im Arm und kann seine Hand nur noch schwer kontrollieren. So ist es für ihn auch eine große körperliche Anstrengung, aus der Zeitung kleine Artikel auszuschneiden. „Kleine Schritte" erfordern für die einzelnen Bewohner und Bewohnerinnen große Anstrengungen. „Kleine Schritte" können vielleicht manchmal in der Hektik des Alltags in der Pflege leicht übersehen werden, sie sind aber für die älteren Menschen sehr wichtig. Es gehört zu den Aufgaben der sozialen Betreuung, solche „kleinen Schritte" zu erkennen und bei den Bewohnerinnen und Bewohnern von Seniorenheimen zu fördern.

Ein Gesprächspartner berichtet im Interview von einem weiteren Beispiel des „Frustes" über das Altern, das einem in Seniorenheimen begegnen kann, wie folgt:

> „Bei manchen älteren Menschen merke ich, dass sie darüber frustriert sind, dass sie nicht mehr reisen können. Von Männern wird das oft als ein Verlust und auch als eine Niederlage wahrgenommen. Frauen sind da wesentlich frustrationstoleranter. Eine Frau hier sagt oft zu ihrem Bekannten: ‚Überlege mal, wie viel du gesehen hast, in den Jahren, erinnere dich daran, anstatt frustriert zu sein.' Ich denke, das hilft ihm ein bisschen, um runterzukommen, und es zeigt sich dann Trauer bei ihm, die wir dann im Gespräch bearbeiten."

Soziale Betreuung im Seniorenheim beschäftigt sich mit der Unterstützung der geistig-seelischen Aktivitäten der Bewohnerinnen und Bewohner. Oft haben es Männer schwerer als Frauen, sich mit Gefühlen von „Verlust“ und „Niederlage“ zu beschäftigen. Frauen sind oft „frustrationstoleranter“. Ganz in diesem Sinne rät die gute Freundin ihrem Freund, sich an schöne Zeiten und gute Reisen zu erinnern und nicht mit Frust über Krankheit und Alter sein Leben zu belasten. In den Gesprächen der sozialen Betreuung geht es oft um die Bearbeitung von „Trauer“. Menschen erleben ihr Leben im Alter oft einschränkend. Solche Aktivitäten wie Reisen oder Ausflüge, Picknicken im Freien oder Museumsbesuche sind häufig nur noch unter großen Kraftaufwendungen möglich. Sie wirken dann eher belastend als entlastend. Eigene Kinder, Verwandte und Bekannte sind auch nicht immer bereit, älteren Menschen dabei zu helfen, ihren Leidenschaften nachzugehen. Das ist traurig. Und diese Trauer braucht eine Bearbeitung. Das ist ein wichtiger Teil der Arbeit der sozialen Betreuung im Seniorenheim. Als soziale Betreuerin bzw. sozialer Betreuer ist man „Berater“, man ist auch „Begleiter bei Konflikten“ oder auch „Seelsorger“, sagen unsere Gesprächspartner.

Bei einer guten „Pflege und Betreuung“ kommt es auf eine besondere „Haltung“ an, sagt einer unserer Gesprächspartner. Es geht darum, eine gute „Beziehung mit den Bewohnern“ zu entwickeln, wie im folgenden Interviewausschnitt beschrieben wird:

> „Pflege ist nicht allein Pflege am Körper. Der Mensch besteht ja auch aus Psyche und Seele. Und diese Bereiche müssen wertgeschätzt werden. Die Bewohner sagen uns, welche Bedürfnisse sie haben, und fragen uns, wie ihre Bedürfnisse beantwortet werden können. Das können soziale, kulturelle oder politische Bedürfnisse sein. Ein Bewohner kam zum Beispiel neulich mit der Frage: ‚Wie kann ich hier zu Hause sein?‘ Und das kann man nicht nur mit einer guten Pflege am Körper beantworten, sodass man gut riecht und Wunden versorgt sind. Das ist die Grundlage, aber darüber hinaus werden Gesprächspartner gesucht.“

Es ist wichtig, dass sich die Bewohnerinnen und Bewohner in Seniorenheimen „zu Hause“ fühlen können. Das ist geradezu ein „Bedürfnis“ der BewohnerInnen. Soziale Betreuung versteht es als ihre Aufgabe, mit den Bewohnern und Bewohnerinnen ein Gefühl des „Zu-Hause“-sein-Könnens im Seniorenheim zu entwickeln. Dazu gehört, dass man den Bewohnerinnen und Bewohnern Angebote für ihren Alltag im Seniorenheim macht, berichtet ein Gesprächspartner:

> „Mir sagte gerade gestern ein Bewohner, die sozialen Angebote wären oft eher für Frauen. Die sitzen da und schneiden was aus und beschäftigen sich mit Blumen. Und er ist gerade dabei sich hier einzuleben und möchte wieder Fahrrad fahren und die Umgebung erkunden und zu seinem Garten fahren."

Soziale Angebote in Seniorenheimen sind vielfältig und es ist manchmal nicht einfach zu entscheiden, was das richtige Angebot für ältere, körperlich eingeschränkte Menschen ist. Sollte man die Bewohnerinnen und Bewohner dabei unterstützen, einen Garten am Seniorenheim anzulegen, oder sollte man sie bei der Entwicklung von eigener Mobilität unterstützen, sodass sie wieder zu ihren eigenen Gärten in der Umgebung fahren können. Bei solchen Entscheidungen sind auch die Bewohner und Bewohnerinnen selber gefragt, darüber nachzudenken, ob sie nicht neue Möglichkeiten, die das Seniorenheim ihnen bietet, nutzen wollen. Ob es nicht für sie Sinn macht, alte Gärten[24] aufzugeben und neue Gärten am Seniorenheim anzulegen. Neue Gärten bergen auch Chancen und Möglichkeiten, sich im Seniorenheim zu Hause zu fühlen.

24 In ihrem Buch „Ich lebe weiter selbstbestimmt!" (2009), dass den Umzug in ein Seniorenheim in München zum Thema hat, schreibt Liselotte Vogel über den „Schmerz", den es bedeutet, dabei ein eigenes Haus oder Garten aufzugeben, wie folgt: „Ich verstehe, wenn es Menschen schwerfällt, ihr Haus zu verlassen, in dem sie 30, 40 Jahre oder länger gelebt haben. Ich habe mich von unserem Ferienhaus in Niederbayern unendlich schwer gelöst. Das ist ein echter Verlust. Die Wunden, die dabei entstehen, verheilen schlecht. Wer sich von seinem eigenen Haus trennen muss, der lässt tatsächlich ein Stück seines eigenen Lebens hinter sich. Auch für den Schmerz, seinen Garten aufzugeben, habe ich inniges Verständnis. Wenn einer an ihm hängt, ist dies der größte Verlust. [...] Ich war dankbar, dass ich mich bei unserem Umzug hierher [ins Seniorenheim] nicht gleichzeitig von der Wohnung in der Münchner Innenstadt und von dem Haus in Niederbayern trennen musste [...]. Wir zogen hier ein und behielten das Haus noch einen Sommer lang. Und so konnten wir in aller Ruhe Abschied nehmen [...]. Der Gedanke, dass die neue Familie mit den Kindern, die es übernommen hat, dort jetzt eine glückliche Zeit verlebt, tröstet mich [...]." (S. 34)

Soziale Betreuer und Betreuerinnen suchen nach Beziehungen zu den Bewohnerinnen und Bewohnern des Seniorenheims. Beziehungen, in denen man sich möglichst als gleichwertige GesprächspartnerInnen erleben kann. Das ist manchmal schwierig, weil viele Bewohner und Bewohnerinnen, die sich häufig nur im Rollstuhl bewegen können, sich dadurch oft „infantilisiert" fühlen, erzählt ein sozialer Betreuer, „das ist für ältere Menschen demütigend". So eine „Infantilisierung" kann dazu führen, dass sich Bewohner und Bewohnerinnen mit der Kind-Rolle identifizieren und dazu verführt werden, eine wertschätzende Kommunikation gar nicht mehr anzustreben. BetreuerInnen, PflegerInnen und BewohnerInnen begeben sich dann in die jeweiligen Rollen von Eltern-Ich und Kind-Ich. In diesem Zusammenhang ist „auch die nonverbale Kommunikation" sehr wichtig, berichtet ein Betreuer, „dass man weiß, wie man einen alten Menschen ansprechen und berühren darf". So kann es im Umgang mit älteren Menschen mit körperlichen Behinderungen zu der problematischen „Haltung: Ich weiß was gut für dich ist" kommen, die man als autoritären Eingriff verstehen kann. Die „Infantilisierung", in die man als älterer Menschen geraten kann, ist auch ein Ausdruck der Unterwerfung an eine Haltung, in der man davon ausgeht, andere wüssten besser, was für einen selbst gut ist.

Es ist ein Problem, wenn die „Haltung: Ich weiß was gut für dich ist" ganz selbstverständlich in die alltägliche Arbeit von BetreuerInnen und PflegerInnen übernommen wird. „Bewohner und vor allem Menschen mit Demenz sind sehr sensibel. Sie reagieren ungemein genau auf Spannungen, Unaufmerksamkeit, Hektik und Desinteresse", sagt einer unserer Interviewpartner. In der „Hektik" des Arbeitsalltags von Pflege und Betreuung kann es dazu kommen, dass die „Haltung: Ich weiß schon was für dich gut ist" ein psychischer Rückzug von PflegerInnen und BetreuerInnen aus der Beziehung mit den BewohnerInnen ist, zu dem der Zeitdruck in der Arbeit führen kann. Das Sich-Einlassen auf eine Beziehung findet dann nur noch in begrenztem Maße statt, so wie es die Zeit eben zulässt.

Zwischen Pflege und Betreuung können sich auch Konkurrenzverhältnisse entwickeln, wie ein sozialer Betreuer im Gespräch erzählt:

> „Es ist ja auch die Frage, ob alle Regeln und Strukturen immer so streng durchgehalten werden müssen. Es gibt Situationen, da ist für Bewohner viel wichtiger, dass sie an Gruppenarbeiten teilnehmen können und für

> ihre Struktur und ihr Wohlbefinden sorgen können, anstatt zur Krankengymnastik abgeholt zu werden. Überhaupt, bis die Grundpflege vormittags durch ist, oder der Duschplan eingehalten ist, ist schon wieder Mittag. Das wird durchgezogen, obwohl ältere Menschen vielleicht am Vormittag auch andere Bedürfnisse haben."

Es gibt in Seniorenheimen Regeln und Strukturen, damit die Arbeitsabläufe von Pflege und Betreuung eingehalten werden können. Sie können mit den Bedürfnissen der Bewohner und Bewohnerinnen kollidieren. Ein Seniorenheim hat eine eigene Ökonomie der Zeitorganisation, der Raumorganisation und der Beziehungspflege. Damit alles funktioniert, muss der Tagesablauf geplant werden. Das kann zu Einschränkungen in der individuellen Lebensführung der einzelnen Bewohnerinnen und Bewohner führen. Die ökonomischen Notwendigkeiten des Heimalltags führen dazu, dass man seine eigenen Zeitpläne nicht völlig frei umsetzen kann. Die Verfügung der Institution über die Zeit ihrer BewohnerInnen kann als eine Einschränkung und Störung der „produktiven Orientierung" erlebt werden. Aber die Heimorganisation führt auch dazu, dass die alten Menschen in Bewegung bleiben. Sie müssen wissen, wann es Frühstück, Mittagessen und Abendbrot gibt, wann Kinoabende sind und wann man Sport machen kann. Altenheime können bei ihren Bewohnerinnen und Bewohnern eine bloß konsumierende Haltung, ein „passives Konsumentendasein" fördern, was sowohl für diese selbst als auch für das Heim letzten Endes ungünstig ist.

Pflege und soziale Betreuung können in ein Konkurrenzverhältnis geraten. Nicht jeder Bewohner bzw. jede Bewohnerin will morgens duschen oder gewaschen werden. Auch wenn das gut für ihn oder sie ist. Krankengymnastik ist zwar wichtig, aber Gruppenarbeit ist es auch. Beide behaupten für sich zu wissen, was „gut" für die Bewohnerinnen und Bewohner ist. Es kann zu Konflikten um den Vorrang der körperlichen oder psychischen Pflege kommen. „Da gibt es zwischen den Berufsgruppen viele Diskussionen", sagt ein Gesprächspartner. Solche Konflikte wirken sich wiederum auf die Bewohnerinnen und Bewohner aus, die sich wiederum auch an solchen Streitigkeiten beteiligen und sie auch verschärfen können. Auf diesem Wege finden sie „Ventile" für ihre „Wut" und Rebellion gegen die Strukturen und Regeln von Seniorenheimen. Es ist nicht nur so, dass Regeln und Strukturen keinen Sinn machen oder Arbeitsabläufe bloß vereinfachen. Ganz im Gegenteil: Organisation trägt auch dazu bei, dass ein gemeinschaftliches Leben im Seniorenheim gelingen kann. Es ist nicht unwichtig, Regeln und Strukturen zu beachten.

Man kann Regeln und Strukturen ebenfalls als „Rituale“ verstehen, die für das gemeinschaftliche Leben eine wichtige Bedeutung haben. Für die älteren Menschen ist es wichtig, sich an solche Rituale zu gewöhnen, nicht zuletzt, um sich möglichst lange eine gute Gesundheit zu erhalten. „Regeln und Strukturen“ können dabei helfen, dass ein Seniorenheim auch ein Ort der Neuentdeckung und der „Selbstexploration“ sein kann, wie im Folgenden unser Gesprächspartner berichtet:

> „Ich hatte mal eine alte Dame in der Betreuung, die erst im Seniorenheim mit dem Malen angefangen hat und wunderbare Bilder gemalt hat und Collagen angefertigt hat, aus Papier. In ihrem Leben vor dem Seniorenheim war sie Hausfrau gewesen und musste sich immerzu um den Haushalt kümmern und um die Kinder. Es blieb tagsüber keine Zeit dafür, sich künstlerisch zu entfalten, und abends sind ihr die Augen zugefallen. Ein Seniorenheim kann auch ein Ort sein, der diese Selbstexploration geradezu fördert, wenn man entsprechend angeregt und begleitet wird.“

Ein gutes Seniorenheim kann bei seinen Bewohnern und Bewohnerinnen die „Selbstexploration“ fördern und ein Ort sein, an dem sich alte Menschen neu entdecken können. Seniorenheime können mit entsprechender Unterstützung durch Betreuung und Pflege für die Bewohnerinnen und Bewohner zu neuen Territorien der Beziehungen (vgl. Kapitel 4) werden. Um Streit und Konflikte zu vermeiden, sollten Seniorenheime Orte sein, an denen ihre BewohnerInnen ihr Bedürfnis nach produktivem gesellschaftlichen Engagement verwirklichen können. In dieser Perspektive haben unsere GesprächspartnerInnen viele Ideen. Eine Gesprächspartnerin erlebt täglich, dass sich „viele Bewohner noch gut um Kinder kümmern können. Sie könnten beispielweise mit Kindern nach der Schule Hausaufgaben machen, oder mit Kindern musizieren, oder einfach auf Kinder aufpassen.“ Viele Bewohner und Bewohnerinnen würden gerne ihren Alltag mit Fürsorge für Kinder gestalten. Hierzu könnte man ein „Senioren-Café oder ein Begegnungszentrum einrichten.“ „Man könnte Kulturinstitutionen einbinden und Kulturpädagogik machen und dazu andere Senioren von außerhalb in das Seniorenheim einladen und zusammen Aktivitäten machen“, sagt ein sozialer Betreuer. Es gibt bei unseren Gesprächspartnern und Gesprächspartnerinnen viele Erfahrungen und Ideen, wie man ein gelingendes und produktives gemeinschaftliches Leben im Seniorenheim einrichten könnte, „man muss es nur organisieren“, da sind sich alle einig.

6 Erinnern – eine kreative Tätigkeit

Erinnern ist
„mit dem tiefen Atemholen des Gedankens zu vergleichen,
nach dem er ans Geringste sich mit Muße
und ohne die Spur einer Beklemmung
zu verlieren vermag".
Walter Benjamin[25]

In unseren Interviews und Gruppendiskussionen weisen uns unsere Gesprächspartnerinnen und Gesprächspartner immer wieder darauf hin, wie wichtig ihnen ihre Autonomie und Selbstständigkeit in einem möglichst selbstbestimmten Leben sind. Diese Autonomie, diese Selbstständigkeit wird mit zunehmendem Alter immer stärker eingeschränkt. Körperliche Behinderungen und geistige Hilflosigkeit im Alter führen dazu, dass man nicht mehr so recht weiß, für wen und für was man da ist und sein kann. Die Frage nach dem Sinn des scheidenden Lebens stellt sich immer häufiger und weckt die Erinnerungen. Gerade die Lebensphase, in der man auf Betreuung angewiesen ist und in ein Seniorenheim zieht, ist für viele alte Menschen ein gravierender Einschnitt in ihrem selbstbestimmten Leben. Die guten Erinnerungen an vergangene Zeiten, Erfahrungen und Erlebnisse des Glücks helfen älteren Menschen bei der Bewältigung dieser schwierigen Lebensphase. In Erinnerungen drückt sich eine spezifische produktive Orientierung des Lebens im Alter aus. Viele unserer Interviews mit älteren Menschen drehen sich um ihre Erinnerungen. Für uns sind diese Erinnerungen sinnerschließend. Erinnerungen sind für die Interviews mit alten Menschen zentral. In den Erinnerungen reflektieren ältere Menschen ihre Lebenserfahrungen und -erlebnisse.

In seiner phänomenologischen Untersuchung „Leib, Raum, Person. Entwurf einer phänomenologischen Anthropologie" (2000) unterscheidet der

25 vgl. Walter Benjamin: „Ursprung des deutschen Trauerspiels" (1928, 1980, GS Bd. I, S. 225)

Philosoph und Psychiater Thomas Fuchs das „implizite Gedächtnis“ vom „expliziten“ Gedächtnis. Das explizite Gedächtnis ist das, „von dem wir gewöhnlich sprechen, wenn wir uns an eine bestimmte, in der Vergangenheit erlebte Situation erinnern“ (S. 316), schreibt Fuchs. Das implizite Gedächtnis hingegen ist das dem Menschen „eingeschmolzene“ Gedächtnis. Thomas Fuchs meint damit, dass das „implizite Gedächtnis“ solche Erinnerungen bewahrt, die einem mit der Zeit durch „eingespielte Bewegungsabläufe, wiederkehrende Wahrnehmungsgestalten und vertraute Physiognomien […] zu einem impliziten leiblichen Wissen“ (S. 316) werden.

Einen Zugang zu solchen „eingeschmolzenen“ Erinnerungen bekommt man nicht, wie bei den Erinnerungen des „expliziten Gedächtnisses“, indem man versucht, sich ganz bewusst an Lebenssituationen, sei es in der Kindheit, Jugend oder im Erwachsenenalter, zu erinnern. Das „implizite Gedächtnis“ wird eher zufällig, sei es durch eine besondere Situation oder eine besondere Begegnung[26], angeregt. Thomas Fuchs schreibt dazu:

> „Gleich einer Mouche-volante vor dem Auge, die man vergeblich zu fixieren versucht, verwehrt sich die Erinnerung dem direkten Zugriff. Da sie sich in der impliziten, also unwillkürlichen Leiblichkeit verbirgt, kann ihre Explikation nur von selbst geschehen. Sie entspringt dabei einem absichtslosen Geschehenlassen, einem Zustand der Gelassenheit.“ (S. 322)

Thomas Fuchs schreibt, dass die „Verbindung des expliziten Gedächtnisses“ mit dem „impliziten Gedächtnis“ den „latenten, ‚vergessenen‘ Erinnerungen […] einen […] Raum“ (S. 324) gibt. Durch eine zufällige Begegnung oder eine zufällige Wahrnehmung kann man sich plötzlich und spontan „dunkel“ an etwas er-

26 Thomas Fuchs führt hier das Beispiel einer zufälligen Begegnung, die in dem Menschen eine „ahnende Suche“ auslöst, wie folgt aus: „Wenn ich ein Gesicht ‚schon einmal irgendwo gesehen habe‘ und die vertraute Person in meiner Erinnerung zu lokalisieren versuche, so werde ich daher nicht beliebig alle Menschen durchgehen, denen ich schon einmal begegnet bin […].“ Das „vertraute Gesicht“ verweist „mich auf implizite Erfahrungen meiner Lebensgeschichte“. „Auf der Suche nach dem Ereignis öffne […] ich den Komplex, der durch die vertraute Wahrnehmung in meinem leiblichen Gedächtnis aktiviert worden ist, […] so lange, bis die passende Erinnerung sich eingestellt hat.“ (S. 324)

innern. Die Suche nach der Erinnerung kommt dann über ein explizites Nachdenken zu ihrem Ziel. Um diesen Zusammenhang zu verdeutlichen, verweist Thomas Fuchs auf Marcel Prousts Roman „Auf der Suche nach der verlorenen Zeit" (1913).

Plötzliche „implizite" Erinnerungen sind Ausbrüche aus alltäglichen Routinen. Solche Ausbrüche und Aufbrüche erzeugen Glücksgefühle und eine Ahnung von Freiheit und Autonomie. In Marcel Prousts Roman gewinnen solche Erfahrungen einen literarischen und psychologischen Tiefgang. Sie sind Wegweiser auf der Suche nach verloren geglaubten Erinnerungen und neuen Erkenntnissen. Marcel Proust findet in seinem Roman solche Wegweiser im Geschmack einer in Tee getauchten Madeleine, eines in Frankreich beliebten Gebäcks. An einem frostigen Wintertag, von einem Spaziergang nach Hause gekommen, bietet Prousts Mutter ihrem missgelaunten Sohn Marcel eine Tasse Tee und eine Madeleine an. Marcel will sie erst gar nicht, greift aber dann doch zu und kaum dass er das von Tee durchfeuchtete Gebäck in seinem Mund spürt, taucht mit einem Schlage die Welt von „Combray", die Welt seiner Kindheit, in seiner Erinnerung auf. Der sinnliche Geschmack der Madeleine ruft mit seiner ganzen Plötzlichkeit die verloren gegangene, glückvolle Kindheit zurück in die Gegenwart. In der von dem Geschmack der Madeleine hervorgerufenen Erinnerung wird ein Stück „verlorener Zeit" wiedergefunden. Er schreibt:

> „Und wie in den Spielen, bei denen die Japaner in eine mit Wasser gefüllte Porzellanschale kleine, zunächst ganz unscheinbare Papierstückchen werfen, die, sobald sie sich vollgesogen haben, auseinandergehen, sich winden, Farbe annehmen und deutliche Einzelheiten aufweisen, zu Blumen, Häusern, zusammenhängenden und erkennbaren Figuren werden, ebenso stiegen jetzt alle Blumen unseres Gartens und die aus dem Park von Monsieur Swann, die Seerosen auf der Vivonne, die Leutchen aus dem Dorfe und ihre kleinen Häuser und die Kirche und ganz Combray und seine Umgebung, alles deutlich und greifbar, die Stadt und die Gärten auf aus meiner Tasse Tee." (S. 67)

Viele unserer Interviews waren angefüllt mit Lebenserinnerungen, die unseren Gesprächspartnerinnen und Gesprächspartnern im Gespräch spontan eingefallen sind. Dazu haben sie uns oft auch Bilder gezeigt, sei es Bilder, die sie in ihren Zimmern an den Wänden aufgehängt hatten, oder Bilder, die in Fotoalben eingeklebt waren. Mit Fotos und Bildern haben unsere Gesprächspartnerinnen und Gesprächspartner ein Stück weit ihr „implizites Gedächtnis" angeregt und in ihren Erzählungen ihre Erinnerungen immer konkreter ausgeführt. Im Folgenden stellen wir „explizite" und „implizite" Erinnerungen unserer Gesprächspartnerinnen und Gesprächspartner, die durch Interviewgespräche mit ihnen geweckt wurden, vor.

6.1 Ein Blick in den Spiegel – Ein stilles persönliches Selbstgespräch

Die folgende Geschichte ist im Stil eines persönlichen inneren Selbstgespräches verfasst. Viele ältere Menschen, gerade auch wenn sie alleine leben, führen solche Selbstgespräche, in denen sie sich an frühere Zeiten erinnern. So macht es auch Bernd, ein 87 Jahre alter Unternehmer, mit dem Katja Specht für ihre Untersuchung „‚Wahre Freundschaft' Beziehungskulturen der Freundschaft – eine sozialpsychologische Untersuchung" (2020) ein Interview geführt hat. Bernd nennt solche Selbstgespräche „innere Rategespräche". Wir haben einzelne Kernsätze aus dem Interview mit Bernd herausgelöst und in diese Geschichte einfließen lassen. Sie sind mit Anführungsstrichen gekennzeichnet. Den Protagonisten unserer Geschichte haben wir Wilhelm genannt. Er ist wie Bernd ein alter Mann, der in einem inneren Selbstgespräch über sein Leben nachdenkt. Wilhelm lebt in einem großen Stadthaus mit Garten, das er und seine mittlerweile verstorbene Frau sich gebaut haben, als sie noch jung waren. Sie haben viel Freude an dem schönen Haus gehabt und es gemeinsam eingerichtet.

Von ihren vielen Reisen haben sie Andenken mitgebracht und mit ihnen das Haus dekoriert. Heute, wenn Wilhelms Blick über die Holzmasken aus dem Amazonasgebiet an den Wänden schweift, erinnert er sich an den Ausflug auf den Markt eines indigenen Dorfes, auf dem sie die Masken gekauft haben. Er lacht in sich hinein, wenn sie ihn daran erinnern, wie sie versucht haben, sich mit Händen und Füßen über den Preis zu einigen. Das waren gute Zeiten. Seine Frau und er haben sich sehr geliebt und sich gleichermaßen viel Respekt entgegengebracht.

Heute bewohnt er das Haus alleine und arrangiert sich damit. Er hat eine Haushaltshilfe und eine Pflegekraft, die beide mit ihm in seinem Haus wohnen. Es ist ein geruhsames und sorgloses Altern. Er sitzt gerne in seinem Wohnzimmer und schaut in den gepflegten Garten, den seine Frau angelegt hat. Sie hatte sich im Laufe der Zeit zu einer begabten Gärtnerin entwickelt. Besonders stolz war sie auf ihre groß gewachsenen Kamelien. Den ersten Kamelienstrauch hatte sie von einer längeren Deutschlandreise aus Dresden mitgebracht. Heute wird der Garten von einer Gärtnerin gepflegt.

Draußen scheint die erste Frühlingssonne. Der Winter war lang und kalt. Er hat seinen alten Knochen ganz schön zugesetzt. Aber mit dem Winter ist es ja ein Glück nun erst mal wieder vorbei. Er schaut auf den alten Apfelbaum im Garten. Er hat ihn zur Geburt seines ersten Sohnes Benjamin gepflanzt. Der Baum hat die Familie all die Jahre mit saftigen gelbroten Äpfeln versorgt. Heute ist der Apfelbaum knorrig, aber schön gewachsen und gesund. Er wird noch lange Früchte tragen. Er wird die Familien seiner Kinder erleben, seine Enkel aufwachsen sehen und sie an ihn, an ihren Großvater, erinnern.

Wilhelms Blick bleibt an der Fensterscheibe zum Garten hängen, er sieht sich selbst in der Spiegelung. Nun ist er alt geworden, wer hätte das gedacht. Ein langes, volles Leben liegt hinter ihm. Wenn er sich so anblickt, sieht er ein reifes Gesicht. Sein Leben war gut, aber auch schwer. Gerade auch im Alter, in dem er miterleben musste, wie nach und nach viele seiner engen Weggefährten und geliebten Menschen ihn verlassen haben. Sie sind zwar tot, aber in seinen Erinnerungen sind sie lebendig. Er denkt: „Echte Freundschaften währen über den Tod hinaus im stillen inneren Rategespräch. Sie sind alle noch bei mir und ich mit ihnen." Auch nach dem Tod seiner Freunde bleibt Wilhelm mithilfe eines inneren Dialogs mit ihnen verbunden. „Das ist wunderschön das Gespräch mit ihnen, die Rede, das Träumen."

In seinen Erinnerungen wehren sich seine Freundschaften gegen das Vergessen. Wilhelm schreibt seinen verstorbenen Freunden auch Gedichte und widmet sich dazu jedem Einzelnen mit Muße, immer einmal wieder einem anderen. Ein wichtiger Gedanke, der ihm dabei kommt, ist: „Freundschaft macht die Welt warm, sie löscht das Dunkel des Alleinseins", auch wenn die Freunde schon verstorben sind.

Es gab auch dunkle Stunden und Zeiten in seinem Leben. Er hat als junger Mann als Soldat den Krieg erlebt und schreckliches Leid mitansehen müssen. Er war selber schwer verletzt und ist seinen Verletzungen fast erlegen. All diese Erfahrungen haben nicht nur an seinem Körper, sondern auch in seiner Seele Narben hinterlassen. In ruhigen Stunden kämpft er manchmal mit den dunklen und traurigen Erinnerungen und versucht sie zu bearbeiten. Für ihn gehört zu solchem Bearbeiten „Diskretion, Humor, Güte und Geduld und Zärtlichkeit", das erwartet er von anderen, das bringt er anderen entgegen, eine solche freundschaftliche Haltung hat er aber auch sich selbst gegenüber, in seinem persönlichen inneren Selbstgespräch. Er hat gelernt, auch sich selbst ein guter Freund zu sein.

Früher, in jüngeren Jahren, da hat ihn manchmal die Dunkelheit überrannt. Da war er noch nicht so sehr ein Herr seiner eigenen Gefühle. Dann hat er manchmal eine Freundin besucht. Sie war eine kluge, lebenserfahrene ältere Frau. Sie hat sich als Zauberin und Wahrsagerin, aber auch als Heilerin verstanden. Sie war Nordafrikanerin, hatte lange Zeit in Frankreich gelebt und war dann nach Deutschland gekommen. Er hat sie immer zärtlich seine „Dunkellöscherin" genannt. Bei ihr hat er oft sein Herz ausgeschüttet, wenn die Traurigkeit zu stark wurde. „Sie besaß die Gabe, den Schmerz in etwas Helles zu verwandeln." Heute in seinen Gedanken an sie schickt er ihr einen „ehrenden Gruß an die behandelnde Frau". „Durch dein Behandeln erlebe ich verwandelten Schmerz." Mit seiner „Dunkellöscherin" hat er oft auch gemeinsam Kompositionen von Bach oder Haydn angehört und dabei die Augen geschlossen. Das macht er auch heute noch gern. Sie sind für ihn zu „Dunkellöschern" in der Gegenwart geworden, sie helfen ihm dabei, „dass wieder Licht, Liebe und Erhellung hineinkommen können". Wilhelm hat sich im Laufe seines Lebens eine „philosophische Lebensführung" angeeignet.[27]

27 Wilhelm hat im Laufe seines Lebens zu einer „philosophischen Lebensführung" gefunden, mit der er heute seinen dunklen Stunden begegnet. Karl Jaspers hat sie in „Einführung in die Philosophie" (1971) auf die folgende Weise beschrieben:
„Der Wille zur philosophischen Lebensführung geht aus von dem Dunkel, in dem der Einzelne sich findet, von der Verlorenheit, wenn er ohne Liebe gleichsam ins Leere starrt, von der Selbstvergessenheit im Verzehrtsein durch den Betrieb, wenn er plötzlich erwacht, erschrickt und sich fragt: was bin ich, was versäume ich, was soll ich tun?" (S. 92) Eines Tages ist Wilhelm „erwacht" und hat sich gefragt: Wer bin ich? So hat er zu einer „philosophischen Lebensführung" gefunden, die ihm heute hilft, ein gutes Leben zu führen, trotz all der schmerzhaften Erfahrungen des Verlustes von geliebten Menschen und der zunehmenden Einsamkeit im Alter, die er zu schätzen gelernt hat. Er hat gelernt, Erfahrungen mit „Menschen, des Glücks und der Kränkung, des Gelingens und Versagens, des Dunkeln und Verworrenen" ernst zu nehmen. „Nicht vergessen, sondern innerlich aneignen, nicht sich ablenken, sondern innerlich

Vom Blick in den Spiegel wandert sein Blick weiter zu einem kleinen goldgerahmten Bild auf einer Anrichte, auf dem das liebe kleine Gesichtchen von Aichatou zu sehen ist. Aichatou ist seine Tochter aus Afrika. Das war eine verrückte Geschichte, als er mit seinem Jeep auf einer unbefestigten Straße im Morast stecken geblieben ist und ohne fremde Hilfe sich nicht mehr hätte befreien können. Auf einmal stand er da. Der Tuareg Muoma. Eine eindrucksvolle Erscheinung. Ein wunderschöner Mann. Er hat ihm damals geholfen, den Jeep aus dem Morast zu befreien. Muoma hat ihn dann noch zu einem Abendessen eingeladen und ihm seine Tochter Aichatou vorgestellt. Sein Leben lang hat Wilhelm in der Folge dafür gesorgt, dass Aichatou eine gute Ausbildung bekommen hat. Heute ist sie eine sehr erfolgreiche Rechtsanwältin in New York und Wilhelm ist sehr stolz auf seine afrikanische Tochter.

Wenn er heute über sein Leben nachdenkt, ist er zufrieden. Er hat in wichtigen Momenten die Einsamkeit gesucht, als ein Ort des Rückzugs und der Reflexion. Im Grunde hat er sein Leben lang „stille innere Rategespräche" geführt. Sie haben ihn geleitet. Karl Jaspers war für ihn ein weisungsgebender Philosoph. In einer Zusammenfassung vieler Gedanken von Jaspers in dem Buch „Denkwege. Ein Lesebuch" (1988) ist diese Einsamkeit als Haltung „möglicher Existenz" für ihn gut beschrieben:

> „Ich selbst sein heißt einsam sein, jedoch so, daß ich in der Einsamkeit noch nicht ich selbst bin; denn Einsamkeit ist das Bereitschaftsbewußtsein möglicher Existenz, die nur in Kommunikation wirklich wird." (S. 41)

6.2 Kriegserinnerungen – Reflexionen eines alten Mannes[28]

Kriegserfahrungen spielen für viele alte Menschen in ihren Erinnerungen eine zentrale Rolle. Unser ältester Gesprächspartner, Werner, war 16, als er in den

durcharbeiten, nicht erledigt sein lassen, sondern durchhelfen, das ist die philosophische Lebensführung." (S. 93)

28 Kriegserinnerungen von Frauen finden sich u. a in dem Gemeinschaftswerk von Sophie Gräfin zu Dohna-Schlobitten, Helga Fritzsche, Erika Huber, Ursula Poretschkin und Else Semmer: „Fünf Frauen. Jahrgänge 1924–1929. Wege ins Leben" (2007), mit einem Vorwort von Eva Jaeggi.

Krieg eingezogen wurde. Als wir mit ihm gesprochen haben, war er 97. Seine Kriegserinnerungen werden in dem folgenden Abschnitt in einer besonderen Weise interpretiert und in Verbindung gebracht mit Erich Fromms Untersuchung „Arbeiter und Angestellte am Vorabend des Dritten Reichs“ (1980), die er in Deutschland vor dem Zweiten Weltkrieg durchgeführt hat.

In unserem Interview mit Werner erinnert er sich an seine Erfahrungen in Deutschland zur Nazizeit. Im Nachstehenden interpretieren wir zwei zentrale Kernsätze aus dem Interview mit ihm. Wir werden dann diese Interpretation mit der Interpretation von zwei Antworten auf Fragen aus Erich Fromms oben genannter Untersuchung in Beziehung setzen. Erich Fromm und seine Forschungsgruppe erhoben in einem offenen psychoanalytischen Fragebogen in den 1930er-Jahren, wie die Einstellung der deutschen Arbeiter und Angestellten zu der damaligen Zeit war. Auch aufgrund dieser Erkenntnisse ist das Frankfurter Institut für Sozialpsychologie aus Deutschland ausgewandert.

Es ist interessant zu sehen, wie sehr sich die Kernsätze aus dem Interview mit Werner und die Antworten von Arbeitern und Angestellten in der Zeit vor dem Zweiten Weltkrieg ähneln. Beginnen wollen wir diese Interpretation mit dem folgenden Kernsatz aus Werners Interview:

6.2.1 „Damals war das ja so, wenn man sich für seinen Beruf entschieden hatte, da war der Beruf eigentlich ein Aufgabengebiet bis zum bitteren Ende“

Werner ergänzt im Interview:

> „Für mich, in dem Dorf, in dem ich aufgewachsen bin, da gab ja keine Aufklärung, es gab nur die Wahl zwischen den Berufen: Bäcker, Schlachter, Schmied, Stellmacher, Maurer und Zimmermann. Und das war's. Und da habe ich dann Bäcker gelernt. Ich habe dann später das manchmal bereut, aber na ja, ich hatte mich nun mal entschieden und damals war das ja so, wenn man sich für seinen Beruf entschieden hatte, da war das eigentlich ein Aufgabengebiet bis zum bitteren Ende.“

Werner erinnert sich seiner Kindheit und Jugend als einer Zeit, die für ihn kaum Möglichkeiten einer freien Entwicklung bereithielt. Im Gegenteil, so sieht er es, gab es in dem Dorf, in dem er aufgewachsen ist, keine „Aufklärung“. So war auch seine berufliche Entwicklung vorbestimmt. Er konnte sich ausschließlich für eine handwerkliche Ausbildung entscheiden. Er konnte wählen, entweder „Bäcker, Schlachter, Schmied, Stellmacher, Maurer oder Zimmermann" zu werden. Er entschied sich für den Beruf des Bäckers. In seinem späteren Leben stellte er sich nicht noch einmal die Frage, ob seine Wahl des Bäckerberufes die richtige Wahl gewesen war. Er sagt: „Damals war das ja so, wenn man sich für seinen Beruf entschieden hatte, da war der Beruf eigentlich ein Aufgabengebiet bis zum bitteren Ende."

An diese Haltung zu sich selbst und seinen Wünschen gegenüber erinnert sich Werner mit Wehmut. Heute im Alter von 97 Jahren weiß er, dass er auch hätte viele andere Berufswege einschlagen können. Ganz andere Leben hätte er leben können, sich tiefe Herzenswünsche nicht hätte versagen müssen. Einen großen Traum, ein Leben in Afrika, hat er sich selber versagt. Er war immer der Auffassung: „[I]ch hatte mich nun mal entschieden und damals war das ja so", so hatte er es von seinen Eltern gelernt. Erst jetzt, im hohen Alter, kann er den Gedanken zulassen, dass er sich in seinem Leben auch andere Wünsche hätte erfüllen sollen. Heute macht er sich Gedanken über unerfüllte Lebenswünsche. Unser Interview mit ihm führt ihn zu einer produktiven Aufarbeitung von traurigen Lebenserfahrungen. Man kann sich vorstellen, dass Werner heute seine Enkel dazu ermutigen würde, ihre Wünsche und Ideen nicht einfach aufzugeben, sondern ihnen zu folgen.

Ein anderer Kernsatz aus dem Interview mit Werner ist der folgende:

6.2.2 „Heute danke ich dem lieben Gott, dass ich kein Held geworden bin, wenn man einen Menschen umbringt, ist man ein Mörder"

In seiner Erinnerung an die Nazizeit bezeichnet sich Werner als „begeisterter Mitläufer". Er sagt, er hat „alles mitgemacht. Hitlerjugend. Pimpfe. Ich war im Spielmannszug." Aus seiner heutigen Perspektive versteht er sich aber als „geheilt". „Ich bin heute das Gegenteil", sagt er, und weiter:

> „In der Zeit im Zweiten Weltkrieg war ich bei der Marine [...]. Ich wollte ja auch mal so ein kleiner Held werden. Heute danke ich dem lieben Gott, dass ich kein Held geworden bin. Ich brauchte keinen Menschen umzubringen. Im Grunde genommen, wenn man einen Menschen umbringt, ist man ein Mörder."

In einer nachträglichen Reflexion auf seine Zeit im Krieg wird Werner im Interview spontan deutlich, in welche Gefahr er sich und andere zu Kriegszeiten gebracht hätte. Er hätte ohne weiter darüber nachzudenken zum „Mörder“ werden können. Er dankt heute dem „lieben Gott“ dafür, dass es so weit nicht gekommen ist. In seiner heutigen Erinnerung erleichtert ihn das. Er versteht, dass er sich in seiner Jugendzeit nicht viele Gedanken über sein Leben gemacht hat. Sowohl in seiner Berufswahl als auch in seinen politischen Haltungen war er ein „Mitläufer“. In seiner heutigen Sicht ist es für ihn ein Glücksfall, nicht zu einem Mörder geworden zu sein.

1929 begann Erich Fromm seine Untersuchung „Arbeiter und Angestellte am Vorabend des Dritten Reiches“ (1980). In 600 offenen Fragebögen wurde mit 27 Fragen nach Meinungen und Einstellungen von deutschen Arbeitern und Angestellten gefragt. In den Antworten auf die Fragen finden sich ganz ähnliche Beschreibungen von Meinungen und Einstellungen, wie Werner sie in seinem Interview gibt. Es ist sogar vorstellbar, dass Werner selbst an Erich Fromms Befragung teilgenommen hätte. Die folgenden Antworten aus Fromms Untersuchung könnten auch von Werner stammen.

Eine von Fromms Fragen war die, ob man „Schuld am eigenen Schicksal“ habe. Einer der Befragten antwortete damals:

> „Am eigenen Schicksal ist man nicht schuld. Bei Unfällen zum Teil ja. Weil hier Geschicklichkeit, körperliche Veranlagung, geistige Fähigkeiten mitsprechen.“[29]

Man kann diesen Kernsatz so verstehen, dass derjenige, der ihn formuliert hat, davon überzeugt war, sein eigenes Schicksal nicht in der Hand zu haben. Einzig, so glaubt er, kann man sein Schicksal bestimmen, wenn man sich schuldig an „Unfällen“ macht. Dieser Gedanke ist sehr paradox. Denn gerade an Unfällen ist man normalerweise nicht selber schuld, will man gerade nicht schuld sein. Unfälle zeichnen sich eher dadurch aus, dass etwas aus der eigenen Kontrolle geraten ist. Unfälle sind meist die Folge von Kontrollverlust. Unfälle aber können schicksalhafte Folgen haben, die sich in das weitere Leben unumkehrbar einfügen. Sie können aber auch aus einem eingewöhnten Lebenstrott herausreißen, eine Änderung der einem selbstverständlich gewordenen Lebensform erzwingen. Ob ein

29 ebd., S. 259

Unfall gut oder schlecht für einen ausgeht, demgegenüber fühlt man sich ohnmächtig, und wie es in dem Kernsatz ausgedrückt wird: Weder „Geschicklichkeit, körperliche Veranlagung" noch „geistige Fähigkeiten" können den Ausgang des Unfalls für das eigene Leben beeinflussen. Man vertraut gerade nicht seinen eigenen Kräften, seinem Verstand, seiner Vernunft, seiner Lebenserfahrung, um zu einem guten Leben zu gelangen, sondern ganz im Gegenteil: Wo man seine „Geschicklichkeit, körperliche Veranlagung, geistige Fähigkeiten" einsetzen will, kommt es zu unbeeinflussbaren „Unfällen". So fügt man sich lieber passiv einem „Schicksal", das für einen vorhergesehen zu sein scheint, anstatt sich mit bedrohlichen Situationen auseinanderzusetzen und seinen Verstand zu benutzen.

Werner sieht es heute als einen schicksalshaften Glücksfall an, dass er in der Nazizeit kein Mörder geworden ist, denn in der Nazizeit hätte man „Mörder" als „Helden" verehrt. In der damaligen Zeit hat er mehr Glück als Verstand gehabt. Werner begreift heute, dass man in der Nazizeit Mörder zu Helden erklärte, wenn sie ihre Untaten im Auftrag der politischen Ideologie ausführten. So haben wir sein Nachdenken über seine Erlebnisse in der Nazizeit verstanden. Verletzt ein Mensch andere Menschen oder tötet sie sogar, in dem Glauben, es wäre sein Schicksal dies zu tun, so wird er nicht zum Helden, so sieht es Werner heute, sondern zum Mörder. Werner erkennt etwas, das Erich Fromm als Form eines „Nicht-richtigen-Lebens" beschreibt.

Eine weitere Antwort aus Fromms Untersuchung, die wir wiederum als Kernsatz verstehen, ist: „Gott führt unsere Wege." (S. 260) Oder man könnte auch sagen: „Gott bestimmt unser Schicksal." Wie Werner, der dem „lieben Gott" dafür dankt, dass er im Krieg nicht zum Mörder geworden ist, ist auch in Fromms Untersuchung ein Befragter der Meinung, dass nicht er selbst, sondern Gott sein Schicksal lenkt und seine „Wege führt". In den „Studien über Autorität und Familie" (1936a) im Kapitel über den autoritär-masochistischen Charakter schreibt Erich Fromm, dass „in dem Gefühl, den Befehl Gottes oder des Schicksals auszuführen", „masochistische Strebungen ihre Befriedigung" (S. 173) finden. Autoritäre Gesellschaften zeichnen sich gleichermaßen dadurch aus, dass Menschen in hierarchischer Perspektive nach oben hin masochistische Strebungen befriedigen, hierarchisch gesehen nach unten hin sadistische Strebungen befriedigen. Als solche Objekte sadistischer Befriedigung eignen sich gerade die in einer Gesellschaft Schwächergestellten. Erich Fromm schreibt, dass solche sadomasochistischen Charaktere sich in Gesellschaften umso stärker ausbilden, umso stärker ökonomische Not und ein Gefühl von Hilflosigkeit sich ausbreiten. Tendenziell sind Menschen stärker betroffen sadomasochistische Charaktere auszubilden, je weiter sie in den gesellschaftlichen Hierarchien unten stehen.

In seinen Erinnerungen lässt uns Werner an seinen Kriegserfahrungen teilhaben. Seine Erinnerungen werden zu Erzählungen, die den Sinn der Kernsätze „Damals war das ja so, wenn man sich für seinen Beruf entschieden hatte, da war das eigentlich ein Aufgabengebiet bis zum bitteren Ende" und „Heute danke ich dem lieben Gott, dass ich kein Held geworden bin, wenn man einen Menschen umbringt, ist man ein Mörder" konkretisieren. Und umgekehrt: In der Interpretation der konkreten Erinnerung an Werners Kriegserfahrungen erweisen sich die Kernsätze als Textaufschließer von Werners Erinnerungen. Verbunden mit den Interpretationen der „Kernsätze" aus Erich Fromms Untersuchung, „Am eigenen Schicksal ist man nicht schuld" und „Gott führt unsere Wege", ergeben sich in der Interpretation neue Dimensionen des Sinnverstehens.

Wir haben es in der Interpretation der Kernsätze mit zwei verschiedenen Schicksalsbegriffen zu tun: Der eine drückt aus, dass Schicksal etwas von Gott Gegebenes ist, auf das man nicht ändernd Einfluss nehmen kann. In der Fromm'schen Perspektive wäre eine solche Schicksalsgläubigkeit eine selbstgemachte Zerstörung, die, wenn sie stattfindet, unwiderruflich ist. Der zweite lässt ändernde Eingriffe zu, die in der „Antwort" mit dem Namen „Unfall" bezeichnet werden. Der erste ist zweckmäßig für Rationalisierungen. Mit ihm kann man seine Hände in Unschuld waschen. Der zweite ist ein „Unfall", durch den man schuldig werden kann, weil die eigene Vernunft und andere persönliche Fähigkeiten im Spiele sind.

Es entwickelt sich in der Interpretation der Blick auf eine eigentümliche Schicksalsergebenheit einer Gesellschaft in der Zeit des Nationalsozialismus. Ein Gefühl der Ohnmacht bannte die Menschen und hielt sie davon ab, ihrem Leben aktiv einen eigenen persönlichen Sinn zu geben. Die nationalsozialistische Ideologie nutzte einen gängigen, von Freud analysierten Abwehrmechanismus, die „Verkehrung ins Gegenteil", indem sie „Mörder" zu „Helden" erklärte. Solche Erfahrungen reflektiert Werner im Alter. Er lernt seine Ohnmachtserfahrungen, die sein Leben begleitet haben, bei sich selber kennen. Heute im Alter fühlt er sich von einer sein Leben bestimmenden Unmündigkeit „geheilt". Im Interview entwickelt er eine „produktive Orientierung" in der Reflexion seiner Lebenserinnerungen.

Wir haben bei der Interpretation von Werners Kriegserinnerungen die produktive Orientierung in der Erinnerung an seine Kriegserfahrungen herausgearbeitet. Werner hat seine Kriegserfahrungen im Interview reflektiert und im Nachhinein bearbeitet. Kriegserinnerungen spielen auch in unseren Gruppendiskussionen eine wichtige Rolle, wie in den Kapiteln 7 und 8 dargestellt. Auch andere unserer Gesprächspartner und Gesprächspartnerinnen waren zum Zeitpunkt unserer Interviews und Gruppendiskussionen über 90 Jahre alt und haben den Krieg noch selber erlebt. Mit ihren Erzählungen aus der Nazizeit in Deutschland verbanden viele unserer Gesprächspartnerinnen und Gesprächspartner die Warnung und Ermahnung, dass es so eine Zeit nie wieder geben darf. Gerade auch in der Gruppendiskussion, an der junge und alte Menschen gemeinsam teilnahmen, war das ein Kernthema.

Neben den zentralen Lebenserfahrungen im Krieg, die ein wichtiges und wiederkehrendes Thema in unseren Interviews und Gruppendiskussionen waren, gibt es aber auch viele glückliche und schöne Erinnerungen, die uns von unseren Gesprächspartnern und Gesprächspartnerinnen in unseren Interviews berichtet wurden, die wir nun im Folgenden vorstellen wollen.

6.3 Skulpturen, Fotos und Bilder als Erinnerungsformen

„Der Erinnerung haftet ein Zauber an,
für den man in jedem Lebensalter empfänglich ist."
Simone de Beauvoir[30]

Während des Interviews mit Doris, einer 82-jährigen Frau, die im Seniorenheim wohnt, zeigt sie uns die Einrichtung in ihrem Zimmer, die aus vielen kleinen Holztieren besteht, die sie über viele Jahre ihres Lebens leidenschaftlich gesammelt hat. Im Interview erzählt sie:

> „Ich mag gerne Elefanten. Elefanten finde ich sehr stark, sie sind vor allem sehr langsam und man kann sie gut beobachten, ohne dass man von

30 1977, S. 309

> ihnen gestört wird und sie einen mit einem Mal über den Haufen laufen. Diese kleine Elefantenfamilie hier finde ich so schön mit dem kleinen Baby. Das ist so familiär. […] Und hier stehen die Giraffen, die große und die kleine. Die habe ich mal auf einem Markt gekauft, und den trompetenden Elefanten dort, den hat mir mein Mann geschenkt. […] Die Skulpturen dort sind von den Großeltern meines Vaters. Die wollte ich immer bei mir haben. Und diese beiden Elefanten, die haben mein Mann und ich von Reisen mitgebracht."

Doris erzählt uns, dass sie ihr Zimmer im Seniorenheim gerne und leidenschaftlich „dekoriert", wie sie es nennt, je nach Jahreszeit und Anlass. Sie hat aus ihrem früheren Haus viele Erinnerungsstücke mitgenommen, mehr als sie in ihrem Zimmer eigentlich gebrauchen kann. So gestaltet sie ihr Zimmer im Seniorenheim regelmäßig immer wieder neu und erinnert sich dabei an vergangene Zeiten. Durch die Vielfalt der Erinnerungsstücke, die sie in ihrem Leben gesammelt hat und in ihrem Zimmer verwahrt und immer wieder anders dekoriert, vergrößert sie ihren Erfahrungsraum in ihrem kleinen Zimmer. Es ist dann, als würde sie immer wieder neue und andere Zimmer betreten, ganz wie in ihrem ehemaligen großen Wohnhaus, in dem sie mit ihrem Mann und ihren Hunden gelebt hat. Für sie ist das eine schöne Erfahrung.

Im Interview erzählt sie zu den vielen Gegenständen, die sich in ihrem Zimmer befinden, Geschichten aus ihrem Leben. Sie erinnert sich an Reisen, die sie mit ihrem mittlerweile verstorbenen Ehemann gemacht hat, an Orte, die sie auf ihren Reisen besucht hat, und hat dabei spontane Glücksgefühle. Auch heute noch sammelt sie oft im Garten des Seniorenheims Früchte und Blumen, mit denen sie ihr Zimmer je nach Jahreszeit dekoriert. Für sie hat es eine besondere Bedeutung, sich in ihrem Zimmer wohlzufühlen. Ihre gesammelten Skulpturen und Objekte helfen ihr dabei. Mit ihren Erinnerungsstücken fallen ihr ganz von selbst ihre Geschichten wieder ein. Die Erinnerungsstücke appellieren an ihr leibliches Gedächtnis und holen ihre Erinnerungen hervor.

6.3.1 „Das sind unsere Hunde. Wenn wir zur Jagd gingen, da waren sie immer mit. Sie alle leben nicht mehr"

An die Wände ihres Zimmers hat Doris Bilder gehängt. Mit den Bildern ist es ganz ähnlich wie mit ihren kleinen Skulpturen und Objekten, sie regen sie zu Erinnerungen an. Zu einem der Fotos an der Wand, das drei Hunde zeigt, erzählt sie Folgendes:

> „Das sind unsere Hunde, der kleine ist ein Terrier. Wenn wir zur Jagd gingen, da waren sie alle mit, die leben alle nicht mehr. Aber dieser kleine Kerl, wenn was ist und mein Mann ihn losschickt, dann wetzt der kleine Kerl los, und wenn er wiederkommt, dann hechelt er, dann bekommt er erst mal Wasser."

Die Erinnerungen an ihre Hunde sind für Doris so intensiv, dass sie in ihrer Erinnerung die Erzählform in die Gegenwart wechselt. Sie erlebt die Szene beim Jagen, als wäre sie gerade geschehen. Sie erinnert sich an ihren Mann ganz gegenwärtig. Es ist eine berührende Szene. Sie zeigt, wie schmerzhaft es bisweilen auch sein kann, sich nach einem langen und erfüllten Leben in einem großen Haus, mit einem geliebten Mann und vielen Hunden, in einem kleinen Zimmer im Seniorenheim an das vergangene Leben so intensiv zu erinnern. Aber Doris lässt sich nicht unterkriegen und überlässt sich ihren schönen, gegenwärtig-intensiven Erinnerungen. Erinnern ist für sie auch ein Kampf gegen das Vergessen. In der Erinnerung bleibt vergangenes Leben lebendig. Solches Erinnern ist aktives Tun. Durchaus in diesem Sinne lassen sich auch Geschichten und viele Erinnerungen, die alte Menschen gerne erzählen, verstehen.

6.3.2 „Das ist meine verstorbene Frau, sie kam gerade vom Tanzen, da haben wir uns das erste Mal gesehen"

Beim Interview mit Günther, einem 95 Jahre alten Mann, der ebenfalls im Seniorenheim wohnt, zeigt er uns während des Interviews sein altes Fotoalbum. Es enthält Fotos aus allen Stationen seines Lebens. Zu den Bildern in diesem Fotoalbum fallen ihm spontan immer wieder kleine Geschichten ein. Eine dieser kleinen Geschichten geben wir an dieser Stelle wieder. Zu einem Bild von seiner mittlerweile verstorbenen Ehefrau, das sie in jungen Jahren zeigt, fällt ihm die folgende Geschichte ein:

> „Ich gehe zu Hause in der Nähe der Kirche spazieren und da kommt meine heute verstorbene Frau, sie war beim Bäcker. Wir hatten uns schon vorher kennengelernt auf einem Betriebsfest von der Firma, in der ich gearbeitet habe. Es gab einen Umtrunk. Sie kam gerade vom

> Tanzen und da haben wir uns das erste Mal gesehen. Ein paar Tage später haben wir uns wiedergesehen und von da an waren wir 54 Jahre zusammen."

Für den alten Mann ist seine Erinnerung spontan und klar. In einem inneren Blick trifft er seine Ehefrau wieder, so wie sie war, als sie noch jung war. Als sie sich das erste Mal sahen. Es war Liebe auf den ersten Blick. Nach dem zweiten Treffen schon waren sie unzertrennlich und in der Folge 54 Jahre verheiratet, bis zu ihrem Tode. Er erinnert sich gerne an diese Zeit zurück. Auf seinem Gesicht breitet sich bei dieser Erinnerung ein glückliches Strahlen aus.

Der alte Mann erlebt seine Erinnerungen sehr emotional und wahrhaft. Bei einem Foto von der Taufe seiner Enkelin kommt er ins Schwärmen. „Das war schon sehr schön. Jaja", sagt er. Auch zu einem Bild, auf dem er mit seiner Frau in Venedig zu sehen ist, hat er schöne Erinnerungen. Er erzählt: „Einmal war ich mit meiner Frau in Venedig. Wir waren in Mestre, da hatte ich schon einen VW. Das war eine schöne Zeit." Man kann das Lebensgefühl, das sich mit dieser Szene verbindet, unmittelbar nachvollziehen – im Gespräch erlebt man gemeinsam in der Erinnerung mit Günther den Hauch einer schönen Zeit.

Auf einem Bild in seinem Fotoalbum ist ein luxuriöses Auto vor einem Hotel geparkt zu sehen. Wir fragen ihn, ob das sein Auto war. Dazu erzählt er folgende kleine Anekdote:

> „Wir haben einen Ausflug gemacht ins Sauerland. Da stand vor diesem Hotel ein schönes Auto. Und alle, die angeben wollten, haben sich dahin gestellt und haben sich knipsen davor lassen. Und wir auch. Wir haben getan, als wäre das unser Auto gewesen. Das war Angabe."

Er lacht in der Erinnerung an diese kleine Geschichte. Es war nicht sein Auto, aber für ein gutes Foto hat er so getan, als wäre es das gewesen. Das Bild hat es in sein Fotoalbum geschafft und erfreut ihn heute immer wieder, wenn er seine Geschichten erzählt. Noch heute kann er sich über diesen kleinen Witz sehr freuen.

6.3.3 „Das war unsere goldene Hochzeit und das unsere eiserne Hochzeit"

Auch mit dem alten Ehepaar, aus deren Interview wir oben schon Passagen verarbeitet haben, Thea und Luis, haben wir über ihre erinnerten Freundschafts-

und Familienbeziehungen gesprochen. Das Zimmer, in dem wir während des Interviews saßen, war voller Bilder von Menschen, die ihnen in ihrem Leben etwas bedeutet haben. Auf einem Sideboard stand eine lange Reihe gerahmter Bilder. Zu diesen Bildern sagte Thea im Interview Folgendes:

> „Das ist unsere Urenkelin, ganz hübsch, und diese da, das ist die Älteste [zeigt auf ein Bild auf ihrem Sideboard]. Die ist jetzt in London für ein Jahr. Und das sind Kriegsfreunde, mit denen sind wir immer auf der Flucht gewesen und die sind auch schon verstorben, aber mit denen hatten wir ein ganz enges Verhältnis. Das war eine lebenslange Freundschaft. Wir haben uns immer gegenseitig besucht und haben die Freundschaft sehr gepflegt. Und das ist unsere Tochter mit ihrem zweiten Mann und der ist leider schon sehr früh gestorben. Und das ist der Jüngste und das ist seine Familie. [...] Wir haben viele Urenkelkinder. Und das war unsere goldene Hochzeit und da steht unsere eiserne Hochzeit. Die haben wir in einer Kirche gefeiert und danach waren wir noch in einem großen Lokal. Hier und das ist mein Bruder und das war mein Elternhaus und das war unser Haus, in dem wir gewohnt haben. Wir haben 48 Jahre in dem Haus gelebt, das mein Mann gebaut hat, und dann bekam er einen Schlaganfall und dann mussten wir ausziehen und sind hierhergezogen."

Auf dem Sideboard ist das ganze lange Freundschafts- und Beziehungsleben von Thea und Luis in Bildern aufgestellt. Enkelinnen und Enkel, Urenkel, Kinder, Freundinnen und Freunde, sie alle stehen auf dem Sideboard in ihrem Zimmer im Seniorenheim zur Erinnerung. Thea erzählt gerne von ihren Familien- und Freundschaftsbeziehungen, mit denen sie ihr Leben gestaltet hat, und nimmt in ihrer Erinnerung wieder Beziehungen zu ihnen auf, an denen sie sich erfreuen kann, die ihr Leben bereichern. Diese Erinnerungen fördern ihr Wohlgefühl im Seniorenheim, in dem mittlerweile auch viele alte Bekannte aus ihrer Lebensumgebung wohnen. Thea hat 48 Jahre lang mit ihrem Ehemann in einem Haus gewohnt, das unweit des Altenpflegeheims steht: „Mit dem Fahrrad zehn Minuten", sagt sie im Gespräch, und weiter sagt sie:

> „Ich fühle mich hier im Heim sehr wohl, weil ich hier so viele kenne. Ein Viertel der Menschen kenne ich von früher. Wir waren in vielen Vereinen zusammen. Neulich hat mich eine Frau besucht, die kenne ich

> noch vom Schwimmen. Sie hat diese Bilder hier gemalt und jetzt ist sie auch hier im Heim."

Für Thea sind Beziehungen zu Freunden, Bekannten und ihrer Familie sehr wichtig. Sie hat schon immer ihre Beziehungen sehr gepflegt und war in Sportvereinen, in Chören oder bei ehrenamtlichen Tätigkeiten aktiv. Ihr Leben gestaltet sich über solche Beziehungen. Heute, wenn sie sich alleine fühlt, dann schaut sie sich ihre Fotos an und erinnert sich an Beziehungen, die sie nicht mehr so alltäglich pflegen kann wie in früheren Jahren.

Manchmal geht es recht schnell, dass man von der eigenen Wohnung oder aus dem eigenen Haus in ein Seniorenheim umziehen muss. Diese Erfahrung hat Thea mit ihrer guten Freundin, einer Malerin, gemacht. Thea hat sich gefreut, dass ihre Freundin nun im Heim viel schneller und einfacher für sie zu erreichen ist. In Theas Zimmer hängen Bilder, die ihre Freundin für sie gemalt hat. Auch im Seniorenheim kann ihre Freundin ihrer Leidenschaft, dem Malen, weiter nachgehen. Der Beruf des Malers ist an keinen Ort gebunden. Das ist ein Vorteil, wenn man seinen Wohnort wechseln muss.

Wie diese Beispiele von unseren Interviewpartnern und Interviewpartnerinnen, die in Seniorenheimen wohnen, zeigen, geht es ihnen in den Seniorenheimen nicht nur um das bloße physische Überleben. Es geht darüber hinaus darum, sich einen Lebenssinn zu erhalten. Erich Fromm hat solche Bedürfnisse in seiner Untersuchung „Die Revolution der Hoffnung" (1968) auf die folgende Weise charakterisiert:

> „In dem Maß, wie wir den Bereich des physischen Überlebens transzendieren, und in dem Maß, wie wir nicht von Angst, Ohnmacht, Narzissmus, Abhängigkeit usw. getrieben werden, lassen wir den Zwang hinter uns. Liebe, Zärtlichkeit, Vernunft, Interesse, Integrität und Identität – sie alle sind Kinder der Freiheit." (S. 325)

In Seniorenheimen gibt es Regeln und Abläufe, die für alle Bewohnerinnen und Bewohner weitestgehend unumgänglich gelten. Es gibt bestimmte Uhrzeiten, zu denen gegessen, geschlafen, sich gewaschen oder Besuch empfangen wird. Solche Abläufe können bei den alten Menschen Zwänge und Widerstand auslösen. In vielerlei Hinsicht muss man im Seniorenheim lernen, auf einen großen Teil seiner autonomen und selbstständigen Entscheidungen zu verzichten, auch aus Solidarität mit der Gemeinschaft der im Seniorenheim lebenden und arbeitenden Menschen. Dazu gehört, dass man sich mit den Regeln, die einem die neue Umgebung unumgänglich vorschreibt, arrangieren muss. Es gibt bestimmte Vorschriften, die in Seniorenheimen einzuhalten sind, und es gibt Arbeits- und Lebensabläufe, an die man sich gewöhnen muss. Je besser einem das gelingt, desto weniger man dagegen rebellieren muss, desto eher kann man sich auch im Seniorenheim ein gutes Leben im Alter einrichten. Damit macht man sich und anderen im Seniorenheim das Leben leichter.

Sein autonomes und selbstständiges Leben muss man im Seniorenheim aber nicht gänzlich aufgeben. Das zeigen unsere Interviews in vielfältiger Weise. Man muss sich im Einklang mit den Regeln des Alltagslebens in Seniorenheimen sein eigenes gelingendes und gutes Leben organisieren. Das machen die alten Menschen, die wir interviewt haben, in den vielfältigsten Weisen. Sie richten sich ihr Leben im Seniorenheim, soweit es möglich ist, für sich selber gut ein. Auch in Seniorenheimen gibt es Formen des selbstständigen und autonomen Lebens für die alten Menschen. Es gibt eine eigene Lebenswelt, der die alten Menschen ihre überlebensnotwendigen Freiheiten abgewinnen können. Je besser es den alten Menschen gelingt, sich im Seniorenheim eine eigene Lebenswelt einzurichten, desto eher können sie sich in der neuen Umgebung wohlfühlen. Einigen gelingt das besser, einigen gelingt das weniger gut.

„Liebe, Zärtlichkeit, Vernunft, Interesse, Integrität und Identität" finden die alten Menschen auch in ihren Erinnerungen. In ihren Erinnerungen spüren sie Formen der Freiheit hinterher. Mit Erinnerungen lassen sich die durchaus auch schwierigen Lebensverhältnisse in Altenpflegeheimen meistern. Unsere Gesprächspartnerinnen und Gesprächspartner hatten alle ihre eigenen Strategien für sich solche Freiheiten zu entwickeln.

In der Erinnerung trifft man verstorbene Freunde. In der Erinnerung fühlt man das Glück einer vergangenen Zeit aufkommen. In der Erinnerung trifft man die geliebte Frau oder den geliebten Mann wieder. Erinnerungen, an denen uns die alten Menschen in unseren Interviews haben teilhaben lassen, waren zum Teil sehr intensiv und berührend. Das Erinnern ist eine Möglichkeit, das Leben noch mal aus einer anderen Perspektive zu verstehen und zu reflektieren. Es ist auch eine Aufarbeitung. Je besser es einem gelingt, sich zu erinnern, desto intensiver ist auch die Möglichkeit, das Leben in der Gegenwart zu verstehen. Es gibt bei den Menschen im Seniorenheim auch ein gemeinsames Erinnern, das sich wechselseitig anfeuert und immer detaillierter und immer tiefer gehend bestimmte vergangene Lebensphasen beschreibt. Das hat sich auch in unseren Gruppendiskussionen mit älteren Menschen gezeigt. Ein gemeinsames Erinnern ist eine wohltuende Gelegenheit, etwas miteinander in der Gegenwart zu teilen. Es überwindet Distanzen und entwickelt Nähen in der ganz konkreten Gegenwart des Hier und Jetzt. Dabei wird nicht zuletzt auch oft miteinander gelacht.

7 Gruppendiskussionen mit alten Menschen – Einführung in die Methode

Für diese Untersuchung haben wir an verschiedenen Orten themenzentrierte Gruppendiskussionen mit älteren Menschen durchgeführt. Dieses Verfahren ist angeregt durch die therapeutische Methode der themenzentrierten Interaktion von der Psychoanalytikerin Ruth Cohn. Die themenzentrierte Interaktion ist eine Grundlage des von Birgit Volmerg und Thomas Leihäuser entwickelten Gruppendiskussionsverfahrens.[31] Bei dieser Forschungsmethode geht es um die Entwicklung eines Themas, über das die Gruppe spricht und an dem sie sich abarbeitet. Die Sozialforscherin Ute Volmerg schreibt in dem unter anderen gemeinsam mit Thomas Leithäuser und Birgit Volmerg verfassten Werk „Entwurf zu einer Empirie des Alltagsbewußtseins" (1981), dass „das Gruppendiskussionsverfahren [...] im Unterschied zur standardisierten Befragung durch die Offenheit seiner Ermittlungssituation prinzipiell in der Lage [ist], Erfahrungshintergründe" der Teilnehmer und Teilnehmerinnen und damit „Bereiche" gesellschaftlicher „Realität" (S. 200 ff.) zu verstehen.

Damit themenzentrierte Gruppendiskussionen gelingen, ist es wichtig, das Thema so zu wählen, dass „eine engagierte Beteiligung" der Gruppe an der Diskussion angeregt wird. „Das macht es der Diskussionsleitung zugleich möglich das eigene Engagement am Thema entsprechend einzubringen. Eine Demonstration der Distanziertheit und Neutralität [durch die Diskussionsleiterin] würde in so einer angeregten Diskussion als Störung erlebt", schreibt Thomas Leithäuser in „Psychoanalyse in der Sozialforschung" (1988, S. 228).

31 In seinem Aufsatz „Psychoanalyse und tiefenhermeneutische Sozialforschung" (2001) erläutert Thomas Leithäuser die Methode der themenzentrierten Gruppendiskussion ausführlich.

Ganz ähnlich, wie wir es oben bei der Methode des Interviews beschrieben haben, gilt auch für die Gruppendiskussion, dass sich Diskussionsleitung und DiskussionsteilnehmerInnen nicht als „unbeschriebene Blätter“ inszenieren, sondern als Menschen mit Erfahrungen und Geschichten, um deren Verständnis es in der Gruppendiskussion gehen soll.

Für unsere Untersuchung haben wir Gruppen von älteren Menschen aus ganz verschiedenen Kontexten, an ganz verschiedenen Orten getroffen. Eine Gruppendiskussion fand beispielsweise in einem schönen alten Augustinerkloster statt, eine andere in einem modern renovierten Institut für Diakonat und pastorale Dienste. Alle Orte, an denen wir uns mit Gruppen von älteren Menschen getroffen haben, waren sehr stimmungsvoll und einladend. Methodisch haben wir die Orte in unsere Untersuchungssettings eingebunden, wir wollten „Stimmungsräume“ erzeugen, „Atmosphären“, in denen sich unsere Gesprächsteilnehmer und -teilnehmerinnen wohlfühlen und sich auch von den Besonderheiten des Ortes in ihren Reflexionen anregen lassen. Thomas Fuchs beschreibt sein Konzept des „Stimmungsraumes“ in seiner phänomenologischen Untersuchung „Leib, Raum, Person. Entwurf einer phänomenologischen Anthropologie“ (2000) wie folgt:

> „Atmosphären, in die wir eintreten, ‚fordern‘ ein korrespondierendes Verhalten und schließen anderes aus. Die feierliche Stille dämpft unwillkürlich die Stimme und die Schritte […]. Die leibliche Haltung ändert sich spürbar, wenn wir etwa aus der Atmosphäre einer hohen Halle ins Freie treten […], aus dem Wald aufs freie Feld kommen. […] Atmosphären wirken als Feldkräfte.“ (S. 215)

Solche „Feldkräfte“ von Orten und Räumen haben wir in unsere Arrangements der Gruppendiskussionen einbezogen. Wie im Folgenden noch näher erläutert wird, haben wir zum Beispiel den Kreuzgang des Augustinerklosters für einen „philosophischen Spaziergang“ genutzt, der in eine der Gruppendiskussionen einleiten sollte. Die Methode des „philosophischen Spaziergangs“ wird im Abschnitt „Altern und Grundbedürfnisse“ näher beschrieben.

Eine lebendige Diskussion in der Gruppe braucht einen „Stimmungsraum“, eine „Atmosphäre“, die es den Teilnehmerinnen und Teilnehmern ermöglicht, sich auf die Diskussion engagiert einzulassen und eine gleichgewichtige, erlebnisbezogene und auf ein Thema konzentrierte Verständigung herzustellen. „Das Problem der Standardisierung und der Kontrolle tritt in den Hintergrund", schreibt Ute Volmerg (1981, S. 197). Sie schreibt weiter, dass die Gruppendiskussion eine hohe „Realitätsangemessenheit (externe Validität)" hat. „Solange jedoch an den methodischen Kriterien Standardisierbarkeit, Reproduzierbarkeit und Meßbarkeit (interne Validität) festgehalten wird, droht dieser Vorzug [...] zunichte gemacht zu werden." (S. 190)

Gruppendiskussionen werden „gruppen- und situationsspezifisch" angelegt, um die „‚Breite' und ‚Tiefe' der Erkenntnis" zu erreichen und diese „nicht zugunsten der starren Befolgung methodischer Regeln", die „dem Forschungsgegenstand nicht angemessen sind" (S. 208), aufzugeben. Im Unterschied zur quantitativen Sozialforschung, die ein möglichst stimmungs- und wertfreies Untersuchungssetting braucht, sind der Gegenstand der qualitativen Sozialforschung Beziehungsräume, in denen auch verschiedenartige Stimmungen thematisiert und reflektiert werden können. Ausgewertet haben wir die Gruppendiskussionen mit der Methode der Kernsatzfindung, die wir bereits in dem Kapitel „Methoden der Untersuchung" beschrieben haben (s. o.).

In den Interpretationen unserer Gruppendiskussionen suchen wir nach gesellschaftlichen Erfahrungen, nach „Bereichen gesellschaftlicher Realität", die viele Menschen beim alt und älter werden machen und die sich auch in ganz persönlichen Erfahrungen spiegeln. Mit unseren Interpretationen versuchen wir „Bereiche gesellschaftlicher Realität" in persönlichen Erfahrungen sichtbar zu machen. Dazu haben wir aus den Diskussionen für die Interpretationen zentrale Themenfelder ausgewählt. Was sind das für Themenfelder? Es sind Erfahrungen, die alte Menschen miteinander teilen. Das können Erfahrungen aus Zuschreibungen sein, wie wir anhand eines Musters, das sich in unseren Gruppendiskussionen zeigt, beispielhaft an dieser Stelle beschreiben wollen.

Das Alltagsbewusstsein älterer Menschen verändert sich, wenn sie nicht mehr im Arbeitsleben stehen, nicht mehr voll in eine Familie integriert sind und durch mögliche Krankheiten isoliert werden. Alte und ältere Menschen können den Eindruck von sich entwickeln, keine Produzenten mehr zu sein, nichts Produktives mehr zur gesellschaftlichen Wertschöpfung beitragen zu können, nicht mehr gebraucht zu werden. Es kann sich bei ihnen der Eindruck verstärken, nur noch Konsument sein zu können. Viele alte Menschen glauben, dass sie gesellschaftlich keinen Wert mehr haben, und entwickeln das Gefühl, wertlos zu sein. Dieser Eindruck wird durch gesellschaftliche Zuschreibungen verstärkt. Im schlechten Fall übernehmen ältere Menschen solche gesellschaftlichen Einschätzungen. Sie sehen sich selber so, wie andere sie sehen. Das führt zu einer Abwertung[32] des eigenen Lebens im Alter, von dem man glaubt, dass es keinen Wert mehr hat und dass es sich nicht lohnt, dafür beispielweise Geld auszugeben. So beschreibt zum Beispiel ein älterer Mann in einer unserer Gruppendiskussionen das Leben im Alter als „Geldverbrennung"[33].

Die bedrückende Erfahrung, anderen zur Last zu fallen, nicht mehr wichtig zu sein, nichts mehr wert zu sein und nicht mehr geliebt zu werden, ist eine Erfahrung, die alte Menschen nicht selten machen. So kommt es vor, dass alte Menschen solche aggressiven Auffassungen übernehmen und sie gegen sich selber wenden.[34]

Die „produktiven Orientierungen", über die wir in unseren Gruppendiskussionen mit alten Menschen gesprochen und nachgedacht haben, können auch als eine Form der Abwehr von solchen abwertenden Zuschreibungen verstanden werden. Die Abwehr besteht dann darin, solche Zuschreibungen und Entwertungen wahrzunehmen, zu durchschauen und abzuwehren.[35] Viele

32 Dieses Muster erinnert an den psychologischen Vorgang, der sich „Identifikation mit dem Aggressor" nennt. Es wird die aggressive Perspektive auf das Selbst oft unbewusst und ohne bewussten Willen ins Ich übernommen und das Ich wendet sich aggressiv gegen das Selbst. Dieser Vorgang dient der Angstbewältigung und seine destruktive Wirksamkeit kann sich in Depressionen entfalten. Dieses Verhaltensmuster ist vor allem durch Menschen, die in der Nachkriegszeit geboren wurden, bekannt geworden und wird unter anderem von Alexander und Margarete Mitscherlich in ihrem Buch „Die Unfähigkeit zu trauern. Grundlagen kollektiven Verhaltens" (1977) beschrieben. Dieses Muster wird, wenn es nicht aufgeklärt wird, oft von Generation zu Generation weitergegeben. Hier ist besonders der ökonomische Zusammenhang des Musters interessant. Das Gefühl zur Wertschöpfung einer Gesellschaft nichts mehr beitragen zu können befeuert einen psychologischen Teufelskreis.

33 siehe S. 96

34 Dieses Verhalten erinnert an den psychologischen Zusammenhang der „selbsterfüllenden Prophezeiung". Jemand, der sich wertlos fühlt, verhält sich auch so und trägt damit dazu bei, dass er wertlos wird. Gemeinsam mit der „Identifikation mit dem Aggressor" entwickelt sich damit ein zerstörerischer Teufelskreis.

35 Fromm zeigt, dass dieses Muster zum gesellschaftlichen Unbewussten gehört.

alte Menschen haben den Wunsch, wertvoll für die Gesellschaft zu sein, und wollen dazu einen eigenen Beitrag leisten. Sie suchen nach Möglichkeiten, sich nützlich zu machen, sei es mit ihren Pensionen und Renten, sei es durch ihre Eingebundenheit in ihre Familien, in ehrenamtliche Aufgaben oder durch selbstgewählte und selbstständige, gesellschaftlich unverzichtbare Tätigkeiten. Auf diese Weise tragen alte Menschen durchaus etwas zur gesellschaftlichen Wertschöpfung bei. Gelingt ihnen dies, gewinnen sie damit das Gefühl gesellschaftlicher Wertschätzung und Anerkennung und ermutigen und unterstützen ihre „produktiven Orientierungen“.

7.1 Gruppendiskussion zu der Frage: „Wie erlebe ich Altern körperlich?“

Die Gruppendiskussion, die wir im Folgenden vorstellen, hat in einem modern renovierten Institut für Diakonat und pastorale Dienste stattgefunden. Dort standen uns verschiedene Seminarräume zur Gestaltung unserer Gruppendiskussionen zur Verfügung. Die zehn Teilnehmerinnen und Teilnehmer waren zwischen 68 und 85 Jahre alt. Die Gruppe hat sich mit der Frage „Was bedeutet Altern für mich körperlich?“ beschäftigt.

In dieser Gruppendiskussion wurde die Methode des „Körperbildermalens“[36] verwendet. Dazu haben wir unsere zehn Diskussionsteilnehmer und -teilnehmerinnen in drei Gruppen eingeteilt:

- eine Frauengruppe mit drei Frauen im Alter zwischen 68 und 80,
- eine Männergruppe mit drei Männern im Alter zwischen 70 und 80 sowie

36 Vgl. die Untersuchung „Betriebliche Lebenswelt. Eine Sozialpsychologie industrieller Arbeitsverhältnisse“ (1986) von Birgit Volmerg, Eva Senghaas-Knobloch und Thomas Leithäuser. In dieser Untersuchung eines Industriebetriebes wurden verschiedene Arbeitnehmergruppen dazu angeregt, „Körperbilder“ zu malen und sich untereinander dazu ihre Körpererfahrungen in der Arbeit zu erzählen. Dazu schreiben die Forscher: „Jeweils 9–10 Personen sitzen zusammen um eine große Papiertapete. Jede Person überlegt zunächst einmal für sich, welcher Körperteil in ihrer Arbeit am meisten gefordert ist?“ Nach einer gewissen Zeit „malt jede Teilnehmerin ihre Körpererfahrung auf und erzählt dazu deren Geschichte: ein Beispiel aus dem Arbeitsalltag, bei welcher Tätigkeit und in welcher Situation mit Kollegen oder Vorgesetzten ihre Belastungen auftreten“ (S. 28).

- eine gemischte Gruppe mit zwei Frauen im Alter zwischen 75 und 85 und zwei Männern im Alter zwischen 68 und 75.

Jede Gruppe sollte gemeinsam ein „Körperbild" zu der Frage „Wie erleben wir unser Älterwerden körperlich?" anfertigen und sich dazu ihre Gedanken erzählen. Uns ging es neben den Belastungen, die das Älterwerden mit sich bringt, vor allem auch um die „produktiven Orientierungen", die beim Älterwerden erlebt werden.

Im Anschluss an das Malen in den kleinen Gruppen wurden die so entstandenen Bilder den jeweils anderen Gruppen vorgestellt und gemeinsam diskutiert. Über die Beschäftigung mit dem Thema, erst beim Malen und dem gemeinsamen Austausch in der kleinen Gruppe und darauf folgend in der großen Gruppe, konnten die Diskussionsthemen immer konkreter besprochen und reflektiert werden. Themen brauchen eine besondere Atmosphäre der Ansprechbarkeit und Offenheit. Wenn sich die Teilnehmerinnen und Teilnehmer einer Gruppendiskussion ins Gespräch vertiefen, kommen vielfältige Perspektiven zur Sprache. Auf diese Weise lässt sich mit Gruppendiskussionen „gesellschaftliche Realität" einfangen und verstehen. Die Bilder der einzelnen Gruppen und die Gruppendiskussionen werden im Folgenden vorgestellt und interpretiert.

Zunächst stellen wir das Bild und die zugehörige Diskussion der Frauen vor, im Anschluss das Bild der Männer und zuletzt das Bild und die dazugehörige Diskussion der gemischten Frauen- und Männergruppe.

7.1.1 Perspektiven einer Frauengruppe: „Ohne Naturerlebnisse ist für mich kein gutes Leben möglich"

In der Frauengruppe wurde zu der Frage „Was bedeutet Altern für mich körperlich?" das rechts gezeigte Bild gemalt. Im Wesentlichen zeigt das Bild einen großen kräftigen Baum. Seine Äste sind fein eingezeichnet und an ihnen hängen viele kleine und große Blättchen, einige in hellgrün, andere in dunkelgrün. In den Ästen sitzt oben links ein Vogel und zwitschert. Am Stamm sitzt eine Katze und schaut den Betrachter des Bildes an. Der Baum wirkt stark und gesund, aber trotzdem ist er durch zwei Stützen links und rechts vom Stamm gestützt. Auch wuchert am Stamm unter der Baumkrone ein großes Geschwür und der Stamm hat auch ein großes Astloch.

Rechts unten in der Ecke des Bildes ist ein kleines zweites Bild gemalt worden. Es zeigt ein auf den Kopf gestelltes Wurzelwerk. Unter der Erde tummeln

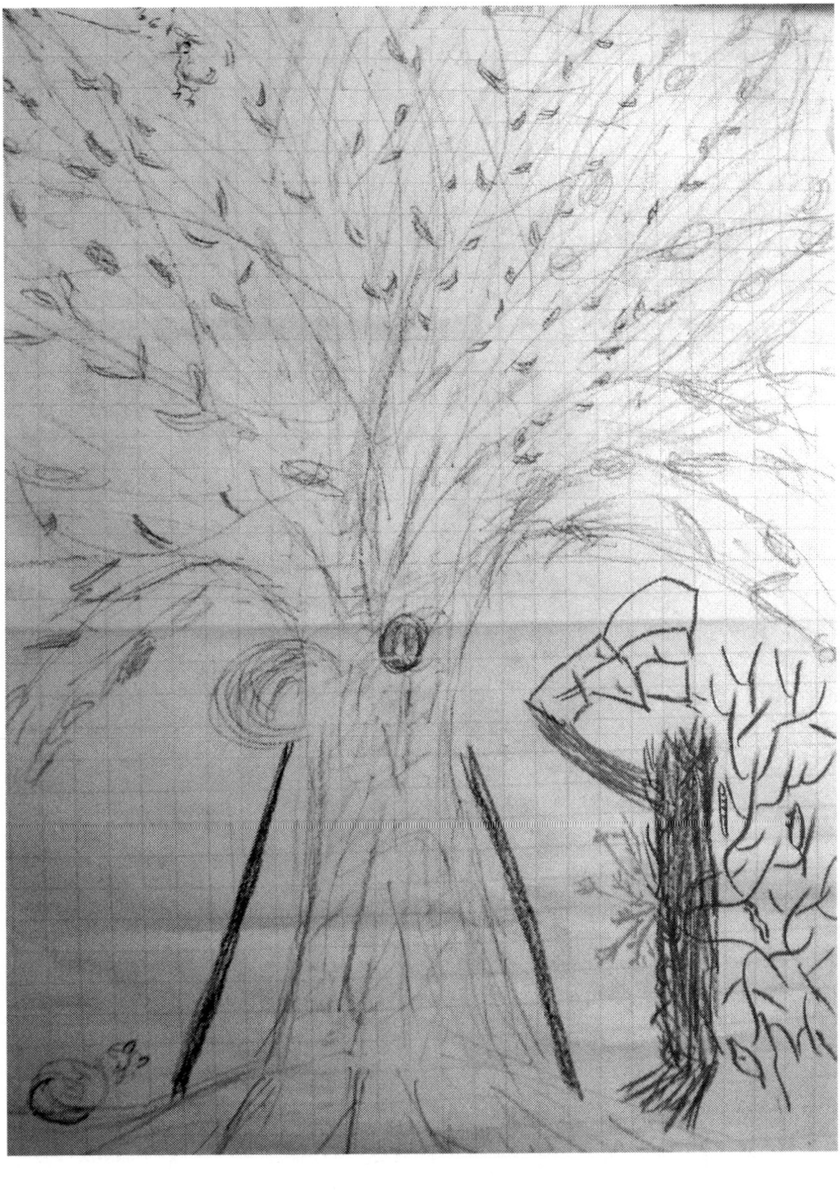

sich kleine Würmer, eine Maus und ein Maulwurf. Über der Erde fällt Wasser von einem Felsen. Aus der Erde sprießen kleine „Schösslinge". Die Frau, die dieses kleine Bild in der unteren rechten Ecke gemalt hat, sagt:

> „Ich fühle diesen Wurzelanteil in mir sehr stark, aber der ist belebt, also da ist eine Raupe und ein Würmchen und eine Maus und ein Maulwurf. Also da ist unterirdisch in dem Wurzelsystem nicht Friedhofsruhe und alles tot, sondern es ist da belebt und es treibt auch ein paar Schösslinge. Ja und man braucht dazu auch Wasser und das sollen da Felsen sein, wo ein Wasserfall sich auf den Boden ergießt."

Die Frau fühlt sich „körperlich" mit ihrem Leben „stark verwurzelt". Sie hat sich ihr Leben für sich gut und lebenswert eingerichtet. Sie findet sich zurecht und will an der Form, wie sie sich ihr Leben eingerichtet hat, erst mal nicht viel ändern müssen. „Raupe, Würmchen, Maus und Maulwurf" fügen ihren Wurzeln keinen Schaden zu, sondern wühlen die Erde unter ihren Füßen auf, sodass genügend Luft zum Atmen ist. Es ist „belebt" und es „treibt". Die Erde ist noch fruchtbar und spendet ihren BewohnerInnen leben. Mit dieser Fantasie verbindet sich auch ein gutes Körpergefühl. Die Frau belebt noch einen gesunden Körper, der ihr keine besonderen Probleme bereitet. Ihr Körper ist ihr noch nicht fremd geworden, durch Krankheiten oder Behinderungen, die das Leben im Alter mit sich bringen kann. Sie kann sich auf ihren Körper noch verlassen, er macht noch, was sie will. Im weiteren Verlauf der Diskussion sagt die Frau:

> „Natürlich mache ich manches weniger und bin fauler geworden, aber das ist für mich alles okay. Meine spirituelle Nahrung bekomme ich durch meine Klosterbesuche, durch Lesen, durch meine Teilnahme an verschiedenen Arbeitskreisen. Da kriege ich Nahrung, da wird das Wurzelwerk gewässert, das trägt auch zu meinem Wohlbefinden bei. Ich bin überzeugt, dass Körper und Geist eine Einheit bilden. Es ist für mich sehr wichtig, gesund zu bleiben, und dafür habe ich diese geistigen Quellen."

Die Frau bildet sich gerne weiter. Solche „Nahrung" braucht sie für ihr gesundes Leben. Außer einer Arthrose im Knie hat sie derzeit keine größeren körperlichen Beschwerden. Sie verbindet ihr körperliches „Gesundbleiben" mit

„geistigen Quellen“. Wenn sie genügend geistige und „spirituelle Nahrung“ hat, dann bleibt auch ihr Körper gesund, das wünscht sie sich. In diesem Wunsch, den viele alte Menschen teilen, möglichst lange in einem gesunden Körper zu leben, steckt die Angst, dass es einmal nicht mehr so sein könnte. Was passiert, wenn mögliche Erkrankungen einen daran hindern, seinen Leidenschaften nachzugehen? Das ist eine Frage, die in der folgenden Diskussionspassage steckt:

> „Ich könnte jetzt nicht etwas einzeichnen, wo ich sage, ich habe Angst, dass ich dement werde, oder dass ich am Körper dies und jenes habe. Weil ich da im Moment keine Anhaltspunkte habe. Ich habe nur eine diffuse Angst, wie alle alternden Menschen, was wird mal aus mir? Und diese Angst ist sehr stark. Ja, aber sie ist jetzt nicht so stark, dass sie mein Leben im Griff hat. Ich versuche halt das Positive in meinem Leben zu sehen, was ich habe und was mir möglich ist, dass das mein Leben bestimmt und nicht das andere.“

Die Ängste, die die Frau mit dem Älterwerden verbindet, sind für sie eher „diffus“. Sie drücken sich in solchen Formulierungen aus wie: „Was wird mal aus mir?“ Das kann vieles bedeuten. Es könnte die Frage sein: „Was wird mal aus mir, wenn ich gestorben bin?“, oder: „Was wird mal aus mir, wenn ich nicht mehr so gesund bin wie heute?“ Es könnte auch bedeuten: „Was wird mal aus mir, wenn ich die Verwurzelung nicht mehr spüren kann?“ Es sind viele Fragen, die sich mit dem „Was wird mal aus mir?“ verbinden lassen. Es verbirgt sich darin auch die Angst davor, was wird, wenn man nicht mehr selbstbestimmt lesen, Klöster besuchen oder sich an Arbeitskreisen beteiligen kann. Wenn man aus Altersgründen sein Leben aus der Selbstbestimmung in die Hände anderer legen muss. Wenn man sein eingerichtetes Leben und seinen Wohnort, seine „Wurzeln“ aufgeben muss. Das ist eine „starke“ Angst. Aber davon will sich die Frau nicht unterkriegen lassen. Sie möchte das „Positive“ ihres Lebens im Hier und Jetzt nicht stören. Solange es ihr noch möglich ist, will sie ein kräftig „treibendes“ selbstbestimmtes Leben führen. So äußert sich ihre produktive Lebenskunst.

Der große Baum, der das Bild ausfüllt, wurde von den beiden anderen Frauen der Gruppe gemeinsam gemalt. Eine der Frauen sagt in der Diskussion: „Ohne Baum ist für mich nichts.“ Für sie spielen Bäume in ihrem Leben eine zentrale Rolle. Bäume spenden ihr „Energie", wie aus der folgenden Gruppendiskussionspassage deutlich wird:

> „Ohne Bäume, ohne Naturerlebnisse, ohne die Energie, sich jedes Jahr zu erneuern, wie ein Baum, ohne das alles ist für mich kein Leben möglich. Wir haben versucht, diese Energie zu malen. Wir haben gerne diese Blätter gemalt. Man sieht ja auch, es ist kaum Herbst und auch nichts Nacktes. Eigentlich sollte das ganz grün sein. Doch da unten hängen so ein paar tote Zweige."

Für diese beiden Frauen spielt die „Energie", die in einer wiederkehrenden Erneuerung steckt, eine wichtige Rolle bei ihrem Lebensgefühl. Bäume stehen jedes Jahr wieder nach Herbst, Winter und Frühling im Sommer in neuer Pracht da. Sie sind jedes Jahr nach einer besonderen winterlichen Kahlheit im Sommer wieder kraftvoll und grün. Darauf ist Verlass. Aber was wird, wenn der „Herbst" einmal bleibt? Wenn man das Bild genau anschaut, hängen „unten" schon „so ein paar tote Zweige". Sie deuten an, dass die Erneuerung einmal nicht mehr so kräftig ausfallen wird, dass es einmal dazu kommen kann, dass der Baum im „Herbst" bleibt. Aber: Noch ist die Hoffnung auf die jährliche, verlässliche Erneuerung nicht erschüttert; noch ist der Baum ein prächtiger. In einer anderen Diskussionspassage sagen die beiden Frauen:

> „Also normalerweise sind ja die Wurzeln und auch die Zweige viel tiefer, aber dafür war das Blatt zu klein. Wir werden schon eingegrenzt. Gibt auch schon mal so braune Blätter. Es scheint auch ganz viel Sonne rein. Und sieht ja auch noch so ganz gut aus. Es gibt ein paar Einbrüche in unserem Leben. So wie die Kruste da. Das ist ja krank an dem Baum, oder ein Ast, der abgeschnitten worden ist, und hier, die Stützen, die den Baum halten."

Überträgt man die Malerei der beiden Frauen auf ihr Lebensgefühl im höheren Alter, dann fühlen sie sich „schon eingegrenzt". Sie hätten ihren Baum auch noch viel größer malen können, wäre das Papier groß genug gewesen. Sie hätten gerne, um ihr körperliches Älterwerden noch deutlicher zu beschreiben, „tiefere Wurzeln" und „tiefere Zweige" gemalt, aber das Papier hat sie darin begrenzt. Dieses Gefühl der Begrenzung kennen sie aus ihrem Leben. Eine der Frauen sagt dazu:

> „Jedes Mal wenn ich so schwindende Bäume sehe, erlebe ich das geradezu körperlich. Warum werden die immer weiter beschnitten, frage ich mich. Irgendwann bleibt doch nur noch der Stamm übrig. Dann kann ich nicht mehr sprießen. Das ist für mich und für meine eigene Energie sehr aussagekräftig.“

Die ältere Frau erlebt es „geradezu körperlich“, wenn sie beschnittene Bäume sieht, die in ihren Augen „schwinden“. Sie hat in ihrer Jugend die Erfahrung gemacht, „total viel beschnitten worden“ zu sein, und meint damit, dass sie „dies und jenes“ nicht durfte. Auch deswegen will sie sich jetzt im Alter „noch mal so richtig ausleben“, das nachholen, was man ihr in ihrer Jugend genommen hat. Sie hat dafür noch genügend „Energie“. Sie hat den Eindruck von sich: „[I]ch kann das noch.“ Sie will sich heute nicht mehr „beschneiden“ lassen und nutzt diese Haltung für sich in einer produktiven Weise. Mit solchen Wünschen ist sie nicht allein. Viele Frauen in ihrem Alter erleben es so, dass man sie in ihrer Entwicklung eingeschränkt hat. Das war das soziale Klima der Zeit, in der sie aufgewachsen sind. Eine Zeit, in der die autoritäre Haltung der Nachkriegszeit in vielerlei Hinsicht noch eine große Rolle gespielt hat und besonders auch Frauen in ihrer freien Entwicklung „beschnitten“ hat. Solche Erkenntnisse sind traurig und schwer. Manchmal setzt sich diese Frau heute an einen Baum und lehnt sich an. Sie sagt: „[E]s ist unglaublich, was für Energie von einem Baum auf einen übergehen kann und auch Ruhe.“ Bäume spenden ihr „Energie“ und „Ruhe“. Sie geben ihr die Kraft, die sie braucht, um sich heute für sich und ihre Entwicklung einzusetzen.

Die innigliche Beziehung der Frauen zu Bäumen und zur Natur wird auch später in der Diskussion von ihnen noch einmal aufgegriffen:

> „Wir sind ja die einzige Frauengruppe gewesen und wir haben ein Naturbild gemalt. Mir fällt die Beziehung zur Mutter Erde ein, das Mütterliche und das Weibliche hat sich in unserer Dreiergruppe ausgedrückt. Klassisch dagegen finde ich die Männergruppe, die dies und dies nicht mehr kann, beispielsweise der Mann, der den Estrichsack nicht mehr tragen kann[37].“

37 Hier bezieht sich die Teilnehmerin der Gruppendiskussion auf das Bild, das die Männer gemalt haben (siehe dazu weiter unten).

Alle drei Frauen erleben im Alter eine enge Beziehung zur „Mutter Erde", die ihnen Leben spendet und es auch zu Ende gehen lässt. Sie vermuten, dass dies ihr Schicksal sein könnte. Sie diskutieren dieses „weibliche" Erleben des körperlichen Älterwerdens als etwas Gegensätzliches zum männlichen Erleben des Älterwerdens, das eher etwas damit zu tun habe, dass man etwas „nicht mehr kann", beispielsweise einen „Estrichsack" tragen, von dem auch in der folgenden Interpretation der Gruppendiskussion der Männer die Rede ist. Einer der Männer kommentiert diesen Gedanken der Frauen auf die folgenden Weise: „Wir Männer wir empfinden den Funktionsverlust dramatischer." Im Erleben des männlichen Älterwerdens und des weiblichen Älterwerdens gibt es Unterschiede.

Am Ende der Diskussion des Frauenbildes kommt die Sprache auf die ins Bild eingezeichnete Katze. Dazu sagt eine der Frauen:

> „Ich finde die Katze interessant. Sie ist dafür bekannt, ihren eigenen Weg zu gehen. Sie kommt nur, wenn sie möchte, nicht wenn ich möchte. Wenn sie dann bei dir bleibt, ist das schön, dann kommt sie ja zu dir, weil sie dich in diesem Moment auch will und mag."

Eine Katze geht zu Menschen, die ihr Aufmerksamkeit und Zuwendung schenken, dann, wenn sie es braucht. Die meiste Zeit des Tages oder der Nacht verbringt sie im Einklang mit sich selbst. Sie ist auf Jagd, sie schläft, sie streunt oder sie beobachtet aufmerksam. Aber in bestimmten Momenten sucht sie Kontakt zu Menschen, sei es, damit man ihr Futternäpfchen auffüllt, oder ihr das Köpfchen krault. Dann hört man bald ein wohliges und zufriedenes Schnurren. Das ist die Selbstständigkeit einer Katze, „ihr eigener Weg". Auch die Frauen in der Gruppendiskussion wünschen sich einen „eigenen" selbstständigen, erfahrungsreichen, „unbeschnittenen"[38] und produktiven „Weg" für sich selbst.

38 In der Gruppendiskussion der Frauen wird häufiger der Wunsch nach einem „unbeschnittenen", das heißt unbeschränkten Leben geäußert. Die Psychoanalyse, wie sie Sigmund Freud entwickelt hat, und auch die Ethnopsychoanalyse, wie sie Paul Parin, Goldy Parin-Matthèy, Fritz und Ruth Morgenthaler entwickelt haben, beschäftigt sich mit dem Begriff der Beschneidung. Ihnen geht es insbesondere um die Beschneidung der sexuellen Lust. Aus der Sicht der Psychoanalyse geht es in unserer Diskussion um sozial sublimierte Formen von Beschneidungen. Die Frauen wünschen sich ein freies, ein „unbeschnittenes" Alltagsleben. Sie möchten sich in ihren Wünschen nicht beschränken lassen und möchten ihre Lebensformen selbst bestimmen (vgl. Freud [1909b], Parin [1985], Morgenthaler [1984]).

7.1.2 Perspektiven einer Männergruppe: „Es entstehen bei uns Bedürfnisse, zur Ruhe zu kommen“

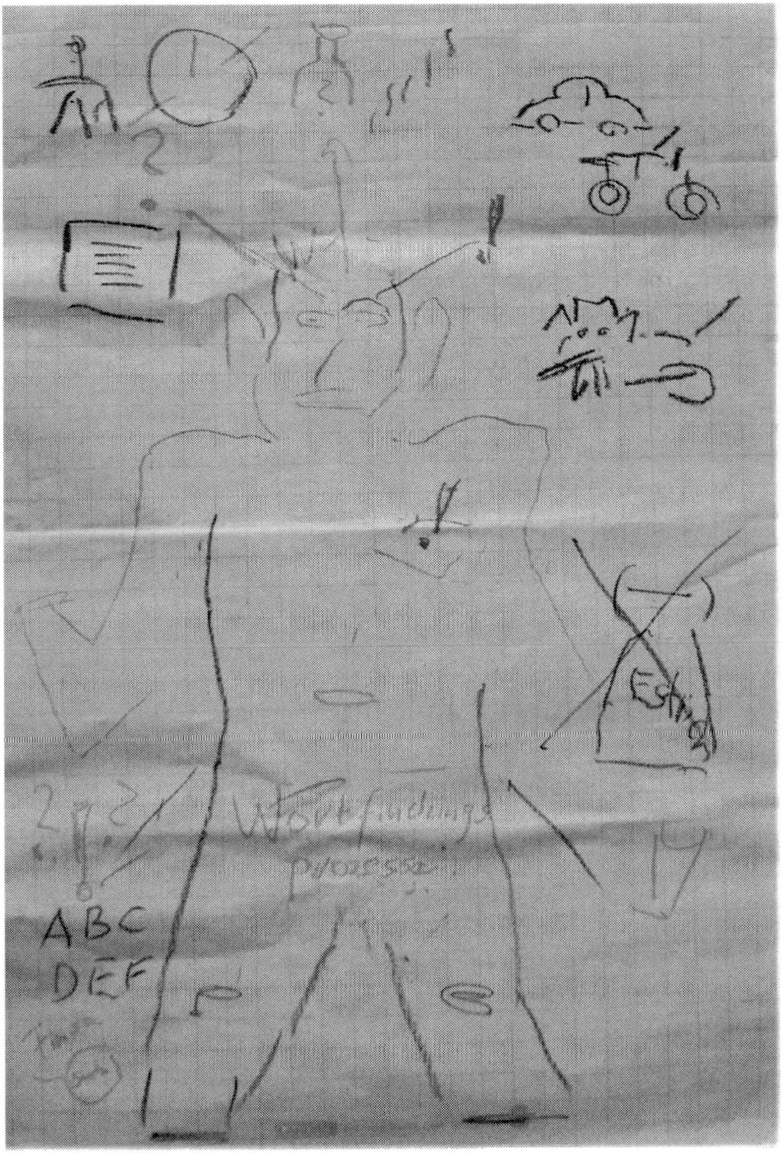

Im Mittelpunkt des Männer-Bildes ist die Silhouette eines männlichen Körpers mit breiten Schultern zu sehen. Einer der Männer sagt dazu: „Wir wollten damit ausdrücken, dass wir auch einiges auf den Schultern zu tragen haben, deswegen sollen die stark sein." An den Kopf sind zwei große Ohren angezeichnet, dazu wird gesagt: „Damit wollen wir ausdrücken, dass wir noch hellwach sind." Im Gesicht des Mannes sind Augen, Nase und Mund angedeutet, was wie folgt kommentiert wird: „Wir versuchen alles auch noch mit den Augen, Nase und Mund wahrzunehmen." Der Pfeil in der linken Brust soll Herzprobleme symbolisieren. „Wir haben Kopf-, Herz- und sonstige Probleme. Auch das Herz schlägt nicht mehr so regelmäßig und da sind wir natürlich auch in guten beratenden Händen, wenn wir mal ein Problem haben", sagen die Männer, und auch ihre Knieschmerzen führen dazu, dass „zum Beispiel das Treppensteigen etwas ist, das wir nicht mehr so machen können wie früher".

Gleich zu Beginn der Diskussion thematisieren die Männer körperliche Einschränkungen, die sie im Alter haben. Sie haben ihren älter werdenden Körper mit seinen Erkrankungen und Einschränkungen in den Mittelpunkt ihres Bildes gemalt. Sie erleben stärker als die Frauen einen „Funktionsverlust", wie es schon durch einen Kommentar zu dem Bild der Frauen in der vorherigen Gruppendiskussion angedeutet wurde. Dazu passt der Gedanke, der sich mit dem auf der rechten Seite des Bildes eingezeichneten Estrichsack verbindet. Einer der Männer sagt: „Es gab Zeiten, da fiel es mir relativ leicht, den Estrichsack zu schleppen, aber jetzt, wenn das Ding 35 Kilo wiegt, das schaff ich absolut nicht mehr."

Die Kräfte, über die ein junger Mann wie selbstverständlich verfügt, schwinden im Alter zunehmend. Einen 35 Kilo schweren Estrichsack zu schleppen, das wäre für manche Frau selbst in ihren jungen Jahren undenkbar. Auf diese Idee käme man gar nicht. Aber für die Männer schien das ein Leichtes zu sein. Umso gravierender wird das Schwinden der Kräfte im Alter als Einschränkung erlebt. Der starke Mann erlebt sich körperlich schwächer. Auf das Männlichkeitserleben hat das aber nur am Rande Einfluss, wie in der folgenden Gruppendiskussionspassage ausgedrückt wird:

> „[…] wenn wir uns jetzt ein klein bisschen mehr bewegen würden, würde es uns sicher besser gehen. Ansonsten können wir aber nicht über

irgendwelche Probleme, die wir als Mann haben, berichten. Wir fühlen uns sonst noch recht wohl.“

Zum Krafteinsatz gehört heute, viel mehr als früher, die Erholung, die Zeit, um wieder zu Kräften zu kommen. Über dem Kopf des Mannes sind kleine leichte Striche eingezeichnet. Diese Striche sollen den Mittagsschlaf symbolisieren, den sie heute brauchen. In der Gruppendiskussion sprechen sie von einem „Bedürfnis zur Ruhe“ und auch von einem Wunsch, „zur Ruhe zu kommen“, wie in der folgenden Passage beschrieben wird:

> „Wir sind eigentlich noch mitten im Leben drin. Trotzdem nicht mehr ganz. Früher bist du morgens früh zwischen fünf und sechs aufgestanden, und bist dann nachts um 23 Uhr frühestens zu Bett gegangen. Heute hat sich das etwas verändert. Heute machen wir am Tag sogar eine Pause, einen Mittagsschlaf. Der war früher überhaupt nicht drin und auch nicht notwendig. Es entstehen bei uns Bedürfnisse zur Ruhe und auch zum Ruhen zu kommen.“

Um „zur Ruhe kommen“, kann ein Mittagsschlaf helfen, oder auch ein langer Spaziergang. Auf dem Bild ist in roter Farbe ein Hund eingezeichnet. Für einen der Männer spielt der Hund seines Bruders eine wichtige Rolle in seinem älteren Leben. Jeden Abend machen er und sein Bruder gemeinsam einen langen Spaziergang mit dem Hund.

Ein langer Spaziergang, eine schöne Pause oder ein kräftigender Mittagsschlaf. Die Männer erleben heute in ihrem älteren Leben ein größeres Bedürfnis nach Ruhe und Besinnlichkeit. Ihre Körper fordern von ihnen, auf sich Acht zu geben und sich zu schonen. Das hat nicht nur seine einschränkenden Seiten, sondern dem kann man durchaus etwas abgewinnen. Es werden neue schätzenswerte Rituale eingeführt, wie der allabendliche Spaziergang mit dem Bruder und seinem Hund oder der tägliche Mittagsschlaf, bei dem der Tagtraum seine Berechtigung erfährt.

Es ist aber nicht nur der Körper, dessen Kräfte schwinden, es ist auch der Geist, der manchmal nicht mehr so will, wie man es gewohnt ist. Mit der Szene, die in die obere linke Ecke des Bildes gemalt ist (man sieht ein in roter Farbe gemaltes Strichmännchen, das an einem Stock geht neben einem Kreis mit drei Strichen und einer Flasche mit Fragezeichen), wollen die Männer ausdrücken, welche Not sie manchmal dabei verspüren, wenn sie in einer Bar, im Restaurant oder im Theater eine Bestellung aufgeben wollen, sie an der Reihe sind und auf einmal vergessen haben, was sie eigentlich bestellen wollten. Einer der Teilnehmer beschreibt eine Szene, die er in der Oper erlebt hat:

> „Die Leute, die drängeln da, die wollen alle etwas zum Trinken haben. Ich wurde gefragt: Was möchten Sie denn haben? Und ich konnte nur noch sagen: Ja, dass da, was da steht. Da haben die mich dumm angeguckt. Es war eine Blockade. Ich bin gerade noch auf ‚Getränk' gekommen, aber auf den Begriff Orangensaft bin ich nicht gekommen. Diese Problematik, die ist echt belastend, wenn du nicht auf den Namen kommst."

In einer Schlange zu stehen bedeutet für älteren Menschen nicht nur eine besondere körperliche Anstrengung, sie fühlen sich auch von dem Zeitdruck, der in mancher Situation in einer Schlange herrscht, beeinträchtigt. Ältere Menschen erleben es oft, dass Menschen hinter ihnen genervt auf die Uhr schauen, wenn ihnen nicht schnell genug einfällt, was sie wollen, oder wenn sie längere Zeit dafür brauchen, ihre Wünsche zu artikulieren. Gerade in solchen Situationen, wie in den 20 oder 30 Minuten, die in einer Oper Pause ist, muss viel organisiert werden. Man muss vielleicht noch einmal die Toilette aufsuchen und man möchte seinen Durst löschen und gerade dann streikt das Gedächtnis, wenn man an der Reihe ist, es macht einfach nicht mit. Die Männer schildern diese Situation als eine besondere Belastung.

Als älterer Mensch in einer Schlange zu stehen ist aber auch noch auf andere Weise unangenehm, wie die Männer erzählen:

> „Es macht uns wortlos in der Schlange, im Supermarkt oder auf dem Markt, wo dann die Männer und Frauen dahinter stehen und dann sagen: Mach mal voran. Jetzt ist da wieder an der Kasse so ein Älterer und hält die ganze Schlange auf. Die Betroffenheit sollte mit dem etwas schief gemalten Gesicht ausgedrückt werden."

Es macht die Männer „betroffen" und „wortlos", wenn sie im Alltag nicht mehr so funktionieren, wie es gesellschaftlich von ihnen erwartet wird. Die alltägliche Situation des In-der-Schlange-Stehens ist davon ein beredtes Beispiel. Man ist nicht mehr so schnell wie früher beim Bezahlen oder beim Bestellen und das „hält die ganze Schlange auf“. Für die Männer ist es keine schöne Erfahrung, die herabwürdigenden Blicke anderer Menschen zu ertragen, und sie wollen auch niemanden zur Last fallen. Das drücken sie in dem „schiefen“ Gesicht ihres Körperbildes aus.

Vergesslichkeit ist in der Gruppendiskussion der Männer ein besonderes Thema, auf das wir noch weiter eingehen wollen. Auf dem Bild sind um den Kopf des Mannes herum verschiedene Gegenstände gezeichnet. Man sieht einen Einkaufszettel, ein Strichmännchen und eine Uhr. Zu der Uhr sagen die Männer in der Gruppendiskussion: „Die Uhr soll darauf hinweisen, dass man vielleicht mal einen Termin vergisst, was früher nicht passiert ist.“ Es werden viele weitere Beispiele berichtet, in denen es zu Szenen des Vergessens im Alltag kommt. Ein Teilnehmer erzählt, dass es bei ihm vorkommt, dass er eine Treppe heraufläuft und oben angekommen vergessen hat, was er dort eigentlich wollte. Das ist für ihn nicht angenehm. Das Treppensteigen fällt ihm zunehmend schwer, sodass er nicht einfach wieder herunterlaufen kann. Vergessen und Wortfindungsprobleme gehören zusammen, wie der im Bild erkennbare Ausdruck „Wortfindungsprozesse“, die daneben gezeichneten Buchstaben „A, B, C, D, E“ und die beiden Begriffe „Suchen“ und „Finden“ ausdrücken sollen. Es sind nicht nur Gedanken, sondern es sind auch Worte, die einem im Alter fehlen können. Einer der Männer sagt: „Dafür steht das Fragezeichen in dem Bild.“

Die alltägliche Erfahrung, dass man einmal ein Wort vergisst, bekommt für unsere Diskussionsteilnehmer eine besondere Dimension. Im Alter wird einem im Alltag schnell mal, und sei es nur im Witz, eine „Demenz“ bescheinigt. Das ist für ältere Menschen unangenehm. Bei jungen Menschen ist das kein Problem, da hat man mal eine „Blockade“, ganz selbstverständlich, das kann jedem jungen Menschen einmal passieren. Im Alter jedoch kommt eine „Blockade“ schnell in den Verdacht eines schweren Krankheitsbildes. In der Gruppendiskussion wird das auf die folgende Weise thematisiert:

> „Wenn man ein jüngerer Mensch ist und man ist auf irgendeine Weise blockiert, dass einem ein Wort nicht einfällt, dann ist das unproblematisch. Wenn's in unserem Alter auch nur eine ganz einfache Blockade ist, dann denkt man immer so: Mein Gott, das könnte jetzt schon der Beginn von Alzheimer oder Demenz sein.“

Wird man älter, wird die alltägliche und unproblematische Erfahrung, mal ein Wort zu vergessen, problematischer. Solch ein Vergessen wird schnell in die Nähe schwerer, unheilbarer Krankheiten wie „Alzheimer oder Demenz" gebracht. Das kann zu dem Effekt führen, dass einem die Worte manchmal alleine deswegen nicht einfallen wollen, weil man nicht in den Verdacht einer Zuschreibung von „Alzheimer oder Demenz" kommen will, die schwere Folgen für denjenigen hat, dem sie attestiert wird.[39] Unter dem Druck funktionieren zu müssen fallen einem dann erst recht nicht die richtigen Worte ein.

Damit es gar nicht erst zu solchen alltäglichen Zuschreibungen kommt, muss man sich etwas einfallen lassen. Einer der Teilnehmer der Gruppendiskussion schildert seine Strategie, wenn er beispielsweise auf den Markt gehen und dort einkaufen muss, weil seine Frau, die das sonst für die Familie übernimmt, nicht selber auf den Markt gehen kann. Im Supermarkt findet er sich einigermaßen zurecht, da weiß er ungefähr wo die Produkte liegen, die er besorgen soll, aber auf dem Markt, da muss er suchen, da findet er alles nicht so schnell. Er sagt: „Diese Suche, das macht die alten Menschen kaputt, die Sucherei." Die Produkte auf dem Markt an den verschiedenen Marktständen zu suchen, das ist für ihn im höheren Alter eine unsägliche Anstrengung. In der Gruppendiskussion sagt er:

39 Sigmund Freud beschreibt in seinen Vorlesungen über die „Fehlleistungen", solche von den Männern beschriebenen alltäglichen Erfahrungen, in denen das Vergessen von Worten eine Rolle spielt, mit folgendem Muster: „Wir sehen […], daß viele Verrichtungen ganz besonders sicher geraten, wenn sie nicht Gegenstand einer besonders hohen Aufmerksamkeit sind, und daß das Mißgeschick der Fehlleistung gerade dann auftreten kann, wenn an der richtigen Leistung besonders viel gelegen ist, eine Ablenkung der nötigen Aufmerksamkeit also sicherlich nicht stattfindet." (1916–17a, S. 23) Die Männer beschreiben Szenen, in denen sie sich besonders beobachtet fühlen und ihnen unter diesen Umständen bestimmte Worte nicht mehr einfallen wollen. Dieses alltägliche Vergessen von Worten gehört für Freud zu den selbstverständlichen Fehlleistungen, die jedem Menschen sein Leben lang ungewollt passieren. Das besondere soziale Augenmerk, das dieser Form des Vergessens im Alter zukommt, kann das Auftreten solcher Fehlleistungen verstärken und zu Fehlinterpretationen führen. Die Ausführungen Freuds unterstützen die Annahme, dass ein häufig auftretendes Vergessen von Worten im Alter gerade nicht solchen schweren Krankheiten wie Demenz oder Alzheimer zugeschrieben werden muss und sollte.

> „Ich gehe auf den Markt, der ist nur an speziellen Tagen. Da sind meistens ältere Leutchen. Aber vor dir stehen meistens Frauen in der Reihe und wenn man da als Mann reinkommt, hat man Pech. Die Frauen wissen, wie diese und jene Wurst heißt, beispielsweise Zervelatwurst. Was weiß ich, was das ist? Ja, aber blöd bin ich nicht. Ich nehme mir die alte Rechnung von voriger Woche mit, weil ich da schön ablesen kann. Ein, zwei, drei so und so viel Gramm und dann habe ich's.“

Der ältere Mann erzählt von seiner Überforderung auf dem Markt, die Produkte zu besorgen, die seine Frau ihm aufgetragen hat. Deswegen hat er sich eine List überlegt, wie er diese Aufgabe erfolgreich meistern kann. Er nimmt sich die Rechnung von „voriger Woche“ mit, als Gedankenstütze. Dann weiß er sofort, wenn er an der Reihe ist, welche Wurst und welchen Käse er kaufen muss und „muss sich nicht bei all den Frauen“, die vor ihm oder hinter ihm in der Reihe stehen, „blamieren“. Er sagt „ein, zwei, drei und so und so viel Gramm“ und dann hat er's. Es ist für die älteren Männer wichtig, solche alltäglichen Dinge, wie das Einkaufen gehen oder das Brötchenholen, selber zu machen.

Mit dem oben rechts im Bild eingezeichneten Auto und dem Fahrrad wollen die Männer darauf hinweisen, dass ihnen das Autofahren und das Fahrradfahren im Alter zunehmend zwar schwerer fällt, aber es zu ihrer Autonomie im Alter gehört, dass sie es noch machen können. Einer der Teilnehmer ist vor Kurzem mit dem Fahrrad gestürzt und hat sich dabei schwer verletzt. In der Gruppendiskussion sagt er: „Ich bin auf die Schulter gefallen und hatte dann lange einige Probleme.“ Trotz solcher schlimmen Erfahrungen will er auf das Fahrradfahren und auch das Autofahren nicht gerne verzichten. „Ob man nun Brötchen holt oder einkaufen geht, wir wollen das eben möglichst selbst machen“, sagen die Männer und drücken damit Autonomie- und Selbstständigkeitsbedürfnisse aus.

Sich im Alter „beschnitten“, das heißt eingeschränkt zu fühlen, wie es die Frauen erzählen, oder zunehmend zu vergessen, was man will, wie es die Männer erleben, sind zwei ganz ähnliche, weitestgehend auch nicht bewusst ablaufende alltägliche Erfahrungen des körperlichen und psychologischen Alterns. Sich-eingeschränkt-Fühlen wird eher erlitten und das Vergessen wird eher akzeptiert. Die Frauen können das, was sie wünschen, nur schwer realisieren und die Männer vergessen leicht, was sie wollen. Psychoanalytisch verstanden sind solche sozial akzeptierten Erfahrungen Sublimierungen von nicht befriedigten Triebwünschen. Die Frauen in unseren Gruppendiskussionen fühlen sich leicht eingeschränkt, die Männer nehmen ihr Schicksal eher hin und wünschen sich, zur Ruhe zu kommen. Gegen Einschränkungen und Vergessen wendet sich das Erinnern und drängt auf eine bewusste Verarbeitung alltäglicher Erfahrungen. Erinnern ist eine „produktive Orientierung" (vgl. Kapitel 7).

7.1.3 Perspektiven einer Frauen- und Männergruppe: „Ich konnte es nicht wahrhaben, dass ich jetzt doch älter geworden bin"

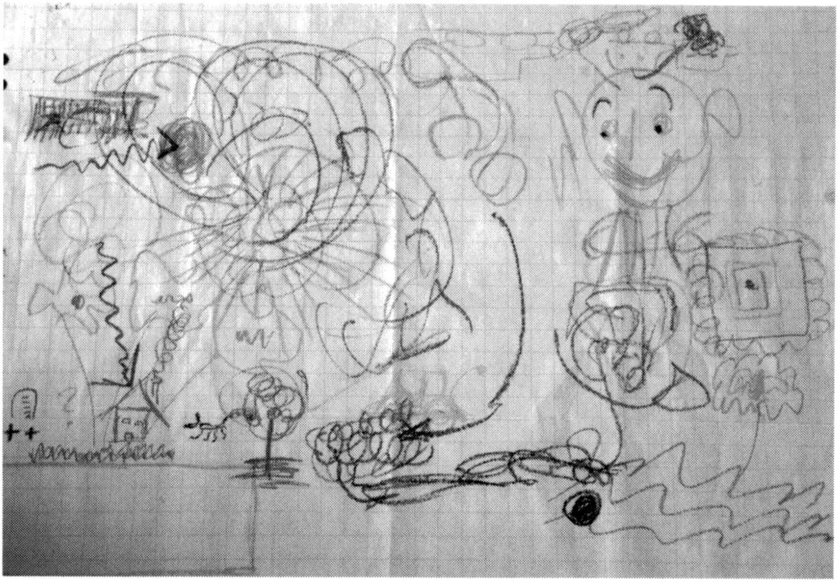

Das von der gemischten Gruppe gemalte Bild hat eine eigene „Entstehungsgeschichte", wie die beiden Frauen und die beiden Männer erzählen. In dieser Gruppe sind ein Mann und eine Frau miteinander verheiratet. Kurze Zeit vor der Gruppendiskussion hat die Ehefrau eine schwere Krankheit durchgestanden, bei der sie beinahe gestorben wäre. Diese Episode im Leben der Eheleute ist auch ein Thema dieses Bildes.

Unten links in die Ecke hat der Ehemann eine Rasenfläche gezeichnet, aus der drei gelbe Blumen wachsen. Über die „gelben Blüten“ ihres Mannes hat seine Ehefrau „blaue Wolken“ gemalt und diese Szene beschrieben:

> „Die blauen Wolken habe ich gemalt, helle und eine dunkle. Aus der dunklen Wolke sind wieder helle Wolken entstanden. Dann habe ich oben diese Flausen, diese pinkfarbenen Wolken drüber gemalt. Und aus der pinkfarbenen Wolke, die ich im Kopf hatte, ist quasi der Abstieg in eine Grauzone oder Braunzone gekommen.“

Die Ehefrau thematisiert in dem Bild die Entwicklung ihrer schweren Krankheit, die sie aus dem Leben gerissen hat. Sie wollte ihre schwere Krankheit eine lange Zeit gar nicht wahrhaben und hat sie verdrängt. Es passte, als es geschah, nicht zu ihrem Lebensgefühl, das sich eher nach „pinken Flausen“ anfühlte als nach „Grauzone oder Braunzone“. Sie musste sich erst mal ihre „Flausen“ vertreiben, um zu realisieren, in welcher schlimmen Situation sie sich auf einmal befand. Sie sagt dazu Folgendes:

> „Ich konnte es nicht wahrhaben, dass ich jetzt doch älter geworden bin. Und dann fingen meine Schmerzen so sehr an, und da wird einem das dann vorgeführt, wie alt man ist. Aus diesen Schmerzen ist dann nachher mein voller Abgrund passiert. Der schwarze Punkt, dass ich operiert werden musste, dass es nicht mehr anders ging, und dass ich eigentlich damit gerechnet hatte, dass ich unter die Erde komme. Und dann bin ich doch wieder erwacht. In die blaue Zone. Und nun haben mich die pinken Flausen wieder lebendig gemacht.“

Die Frau drückt in dem Bild ein für sie schwerwiegendes Erlebnis in Form von verschieden farbig gemalten Wolken aus. Von „pinken Wolken“ ausgehend malt sie immer dunkler werdende Kreise und Striche, die miteinander verbunden zu einem „schwarzen Punkt“ werden. Sie hatte damit gerechnet, „unter die Erde“ zu kommen. Sie hatte die Hoffnung ihrer Genesung beinahe schon aufgegeben. Eine existenzielle Erfahrung, die sie nach wie vor bearbeitet und verstehen will. Aber sie ist auf dem Weg der Genesung und sagt heute, im Rückblick: „dass man nicht immer gleich ganz aufgeben muss“. In der Bearbeitung ihrer Erfahrungen drückt sich eine „produktive Orientierung“ aus.

Es ist alles gut gegangen und sie hat die schwere Krankheit und die Operation überlebt. Ihre Freundin malt ein „gelbes Sonnengesicht" oben in die rechte Ecke des Bildes. Sie drückt ihren Wunsch aus, dass ihre Freundin wieder ganz die Alte wird und will ihr dabei helfen zu verstehen, dass das Schlimmste überstanden ist. Sie spürt die anhaltende Skepsis ihrer Freundin, die ihrer neu gewonnenen Gesundheit noch nicht so richtig über den Weg trauen will. Aber mit der Hilfe ihres Mannes und ihrer Freundin malt sie sich auch selber wieder ein paar „pinke Flausen" über den Kopf. Sie gewinnt ein Stück Hoffnung zurück, dass alles wieder gut werden kann.

Ihr Ehemann hat neben das „gelbe Sonnengesicht" die Form eines Vierecks gemalt, um zu beschreiben, wie er die Zeit erlebt hat, als seine Frau beinahe gestorben wäre. Er sagt:

> „Das war eine relativ früh auftretende schwere Krankheit, die uns eingeschränkt hat. Sie hat uns in ein bestimmtes Viereck eingeschlossen. Das konnte man auch nicht aufsprengen. Aber dann kam eine Phase der Hoffnung, die habe ich hier gelb gemalt. Dann kam eine zweite Phase der Hoffnung dazu und auch das hat sich aufgelöst in einen grünen Punkt."

Die schwere Erkrankung der Frau hat das Ehepaar isoliert. Sie mussten sich auf sich selbst konzentrieren und hatten keine Zeit und keine Kräfte, für andere Menschen da zu sein oder mit ihnen in Kontakt zu treten. Es waren nur wenige enge Verwandte oder Bekannte, mit denen die beiden in dieser schweren Zeit Kontakt hatten und die ihnen auch geholfen haben, die Zeit zu überstehen. Es kamen aber wieder Phasen der Hoffnung und sie haben gemeinsam aus der Zeit der Isolierung und der Krankheit herausgefunden, sodass die Ehefrau das Viereck ihres Mannes mit „pinken Flausen" umrandet hat.

Die Gedanken der Ehefrau haben ihren Mann dazu angeregt, über eigene körperliche Einschränkungen nachzudenken. Oben im Bild sind drei blaue Autos zu sehen, die er gemalt hat. Er erzählt, dass seine „Reflexe" beim Autofahren mittlerweile „viel langsamer sind", und versteht solche verlangsamten Reflexe beim Autofahren als körperliche Einschränkungen. Er hat drei Autos gemalt, „ein großes, ein mittleres und ein ganz kleines", um seine Erfahrung auszudrücken, dass die Autos, die er mit zunehmenden Alter fuhr, immer kleiner geworden sind. Die Größe der Autos entspricht seinem Wunsch, beim

Autofahren den Überblick zu behalten. Er sagt: „Wenn ich es nicht unbedingt bräuchte, für bestimmte Dinge, dann könnte ich das Auto auch ohne Weiteres abschaffen.“

Dieser Mann braucht sein Auto nicht, um sich ein seinem Alter gerechtes Lebensgefühl zu bewahren. Ganz im Gegenteil, er erläutert zwar, dass sich für ihn mit dem Autofahren nach wie vor ein Moment der Unabhängigkeit verbindet, was für ihn aber nicht bedeutet, dass er seine Unabhängigkeit verliert, wenn er nicht mehr selbstständig Auto fahren kann. Er denkt beispielweise daran, sich in Zukunft von anderen fahren zu lassen oder den öffentlichen Nah- und Fernverkehr zu nutzen.

In das Bild der gemischten Gruppe ist ein Haus mit einem rauchenden Schornstein gemalt. Der Mann, der das Haus gemalt hat, sagt dazu:

> „Ich finde es für die Körperlichkeit wichtig, dass der alternde Mensch gut untergebracht ist. Und das ist in der jetzigen sozialen Situation nicht unbedingt selbstverständlich, weil Pflegeheime oft so teuer sind, dass sich viele das nicht leisten können. […] Und das Haus hat einen rauchenden Schornstein. Das soll symbolisieren, wenn man seinen Körper entsprechend behandeln will, muss man auch ein bisschen Geld dazu haben.“

Mit seinem Beitrag thematisiert der Mann die finanziellen Belastungen, die für ihn mit einem guten Leben im hohen Alter einhergehen. Ein gutes Pflegeheim können sich „viele […] nicht leisten“. Die Ausgaben für die Gesundheit steigen im Alter beträchtlich. Der Körper fordert eine besondere Behandlung, die nicht selten mit teuren Medikamenten einhergeht. Auch die Körperpflege wird anspruchsvoller und muss oft auch von Dienstleistern erbracht werden, weil man manches nicht mehr selber machen kann. Das Haus mit einem „rauchenden Schornstein“ symbolisiert, dass das Alter auch als eine Phase der „Geldverbrennung“ erlebt werden kann. Ein provozierender Gedanke, der die Freundin der schwer erkrankten Ehefrau dazu verführt, einen Blitz in das Haus zu malen. Sie sagt:

> „Wenn er da so ein schönes Häuschen malt, dann ist das ja erst mal ganz schön, aber irgendwann schlägt da der Blitz ein und dann geht es zum Friedhof.“

Für diese Frau ist die Idee vom guten Altern in einem wohlig erwärmten Häuschen eine wichtige Vorstellung, die für sie wertvoll ist. Sie hat mit ihrer Freundin vor Kurzem die Erfahrung gemacht, dass auch mal ganz schnell der „Blitz" einschlagen kann, „und dann geht es zum Friedhof". In der Diskussion kommt die Frage auf, was mehr wert ist, ein gutes Leben zu leben und dafür auch zu bezahlen, oder das Geld zu sparen, weil man das Alter als wertlos erlebt. Es entwickelt sich die Frage, ob das Geld, das man in seine Gesundheit investiert, gut angelegt ist, vor allem vor dem Hintergrund, dass es auch ganz schnell vorbei sein kann. In der Diskussion drücken sich verschiedene Haltungen zur Ökonomie des Alterns aus. Der ältere Mann sieht das Leben im Alter als eine „Geldverbrennung", während die Frau betont, dass es manchmal mit dem Sterben sehr schnell gehen kann, und meint, dass man deswegen nicht immer nur auf das Geld schauen sollte, solange man noch ein gutes gesundes Leben hat.

Wenn es dann aber so weit ist, will die ältere Frau zu ihrer letzten Ruhe „unter einem Baum" begraben werden. Dieser Wunsch ergänzt die Wünsche der Frauen in der ersten Gruppendiskussion. Die Frage, wie man beerdigt werden will, ist eine Frage, die die Teilnehmer in unserer Gruppendiskussion noch weiter beschäftigt. Was passiert mit dem „gestorbenen Körper", fragt sich einer der Männer:

> „[…] wird der verbrannt, oder wird der in einen Sarg gelegt? Selbst der tote Körper muss noch organisiert sein. Ich persönlich tendiere zu einem Friedwald[40]. Ich habe mir sogar schon einen auf der Insel Rügen ausgesucht."

Seinen eigenen Tod kann man organisieren, wenn man das will. Dabei stellt sich die Frage, will man in den „Sarg", will man „verbrannt" werden oder will man seine letzte Ruhe in einem Friedwald finden. Einer der Männer hat mit dieser Organisation schon Erfahrungen gemacht und sagt dazu:

> „Die Vergänglichkeit des Körpers, die gehört ja zum Leben dazu. Wenn ich zu einem Friedhof gehe, dann fragen die: Waren sie verheiratet? Ich sag ja, ich war verheiratet. Sind sie geschieden? Ja, ich bin geschieden.

40 Ein Friedwald ist ein Waldfriedhof, auf dem die Menschen unter Bäumen begraben werden.

Sagt er: Ich brauche beide Urkunden im Originalzustand. So, das ist der Tod. Nur, dass ihr schon mal vorbereitet seid.“

Das Organisieren des eigenen Todes geht so weit, dass man alle wichtigen Urkunden, die man sich in seinem Leben erworben hat, vorlegen muss, um einen Platz auf dem Friedhof zu bekommen. Es ist kein leichtes Unterfangen, sich mit seinem eigenen Sterben zu beschäftigen und dazu solche bürokratischen Handlungen zu vollziehen. Aber das gehört zum Älterwerden unabdinglich dazu, sagt dieser Mann in der Gruppendiskussion.

7.2 Gruppendiskussion zu der Frage: „Soll ein Mensch zum Leben mehr erhalten, als er braucht?“

Die Gruppendiskussion, die wir nun vorstellen, fand in einem schönen alten Augustinerkloster statt. An der Diskussion nahmen zehn ältere Menschen teil, fünf Frauen (im Alter zwischen 70 und 85) und fünf Männer (im Alter zwischen 68 und 82). Wir haben die Gruppendiskussion so organisiert, dass die Teilnehmerinnen und Teilnehmer zunächst einen 20-minütigen „philosophischen Spaziergang“[41] durch den Kreuzgang des Klosters gemacht haben. Spaziergänge durch schöne Orte wirken förderlich auf Diskussionen. Sie können beispielsweise anregen, entspannen oder aufregen. Im Gehen lockert sich nicht nur der Körper, sondern auch der Geist. Ein „philosophischer Spaziergang“ wirkt reflexionsfördernd.

Für einen philosophischen Spaziergang finden sich zwei Menschen zusammen und diskutieren gemeinsam ein Thema – in diesem Fall die Frage: „Soll der Mensch zum Leben mehr erhalten, als er braucht?“ Beim spazierenden Philosophieren vertiefen sich die Beteiligten zunehmend in ihr Gespräch und lernen die verschiedenen Perspektiven bei sich und bei ihren Gesprächspartnerinnen und Gesprächspartnern kennen und entwickeln gemeinsam neue Perspektiven. Nach dem philosophischen Spaziergang in den Zweiergruppen haben sich alle TeilnehmerInnen in der Großgruppe getroffen und das Thema

41 Die Methode des „philosophischen Spaziergangs“ hat Thomas Leithäuser in studentischen Seminaren entwickelt.

wurde vertiefend diskutiert. Im Folgenden sind die Ergebnisse der Gruppendiskussion dargestellt.

7.2.1 „Es muss mehr sein, damit man am sozialen Leben teilnehmen kann und Kreativität freisetzen kann"

Eine Frau betont, dass es ihr wichtig ist, auch im höheren Alter Möglichkeiten zu haben, ihre Kreativität auszuleben. Sie sagt:

> „Es reicht im Alter nicht, dass du nur deine elementaren Bedürfnisse stillen kannst, also Essen und Wohnen, es muss mehr sein. Schon aus dem einfachen Grund, weil man dann so ein Gefühl von Almosen entwickelt. Es muss mehr sein, damit man am sozialen Leben teilnehmen kann und auch Kreativität freisetzen kann. Wenn du am sozialen Leben teilnehmen kannst, du Kontakte hast, du etwas erlebst, dann schult das den Geist und hält dich jung."

Diese Frau möchte autonom, unabhängig und frei von Unterstützung anderer leben können. Sie braucht diese Unabhängigkeit, um ihre Kreativität „freizusetzen". Ihr behagt die Vorstellung nicht, im Alter womöglich von den „Almosen" anderer abhängig zu sein und in eine bloße Konsumhaltung zu geraten. Sie braucht mehr als nur „Essen und Wohnen". Sie braucht ein „soziales Leben" und „Kontakte". Sie braucht ausreichend Geld, um sich die Wünsche, die sie an ein gutes Leben im Alter hat, auch leisten zu können. Sie ist überzeugt davon, dass ein produktives Leben im Alter nur dann gelingt, wenn man mehr hat als nur das, was man zum Überleben braucht. Man kann sich nur „jung" halten, wenn man all das machen kann, was man sich wünscht, und nicht in seinen Möglichkeiten begrenzt wird. Das muss kein besonderer Luxus sein, aber es sollte einen in die Lage versetzen, sich beispielsweise die notwendigen Materialien anzuschaffen, die man braucht, um seine „Kreativität" freizusetzen. Je mehr man das eigene Leben auch im Alter noch produktiv gestalten kann, und dazu gehören ausreichende finanzielle Mittel, desto eher kann man sich „jung" halten.

Ein anderer Teilnehmer erlebt sein Rentenleben als „absolut komfortabel". Für ihn hat sich mit dem Eintritt in die Rente ein Zustand eingestellt, der einem „Grundeinkommen" ähnlich ist. Er sagt:

> „Ich habe beide Positionen selber durchgemacht. Die Arbeitslosigkeit bis Hartz IV und ein erfüllender Beruf. Ich fühle mich momentan in dem absolut komfortablen Zustand, mit der Rente ein Grundeinkommen zu haben und mit meiner Zeit machen zu können, was ich will."

Für die Dinge, die er mit Leidenschaft betreibt, hat er jetzt in seiner Rente ausreichend Zeit. Die Rente sichert sein finanzielles Auskommen. Im Rückblick zu der Zeit in seinem Leben, in der er arbeitslos war, sagt er: „Da fällt man wirklich in ein Loch. Das war nicht schön dieser Zustand, vor allen Dingen, wenn man eigentlich gerne etwas machen wollte." Heute ist es ihm umso wichtiger, Möglichkeiten zur Produktivität in seinem Leben zu entwickeln, „etwas machen zu können". Er ist dankbar, dass er sich das heute, durch seine Rente, die ihm wie ein „Grundeinkommen" vorkommt, auch leisten kann und auch die Zeit hat, „machen zu können", was er will. Dieser Mann kann es sich nicht vorstellen, nur auf dem Sofa zu sitzen und „Fernsehen zu schauen". Er ist gerne aktiv und freut sich über die Chancen und Möglichkeiten, die ihm das Rentenleben dazu offenbart.

Sein Rentenleben vergleicht er an einer anderen Stelle der Diskussion mit seinem Leben in der ehemaligen DDR. Dort hat er viele seiner Arbeitserfahrungen gesammelt. In der ehemaligen DDR kam es vor, dass die Menschen zwar zur Arbeit gingen, bei der Arbeit aber nichts oder nur wenig zu tun hatten. Die Arbeiter haben sich in dieser Zeit dann selbst beschäftigt, wie er erzählt:

> „Deswegen ist ja der ganze Laden überhaupt am Laufen geblieben, weil die Leute sich etwas haben einfallen lassen. Es gab zum Beispiel keine Heizlüfter, keine elektrischen. So haben wir uns die Dinger eben selbst gebaut, mit katastrophalen Sicherheitsmängeln, auf der Arbeit. Der Mensch will was machen, auch im Alter. Das System in der ehemaligen DDR hätte es hergegeben, dass man gar nichts mehr macht. Es gab kein Material, es gab kein Werkzeug, es gab eigentlich nichts, aber man hat sich irgendwie gekümmert und war erfindungsreich und so sind auch Ergebnisse entstanden."

Dieser Mann hat die Erfahrung gemacht, dass es wichtig ist, „erfindungsreich" zu sein. In der Planwirtschaft der ehemaligen DDR gab es oft den Zustand, dass man zwar bei der Arbeit anwesend war, aber eigentlich nichts zu tun hatte. Die

Menschen sind an diesen Zuständen aber nicht verzweifelt, sondern haben das Beste daraus gemacht. Sie haben sich selbst beschäftigt. Sich selbst zu beschäftigen ist eine Eigenschaft, die er sich bewahrt hat und die ihm heute zugute kommt. So erlebt er seine Rente als eine produktive Zeit.

7.2.2 „Die Gemeinden machen sehr viel dafür, dass Senioren teilhaben können. Sie geben Senioren Zuschüsse beispielweise für Museumsbesuche"

Einer der Männer bringt die Perspektive ein, dass ihm bei der Verwendung der Rentenzahlung die „persönliche Entscheidung" wichtig ist. Er sagt:

> „Du kannst ja persönlich entscheiden, was mache ich mit diesem Geld, was ich dann zur Verfügung habe. Was mache ich davon, wie kann ich teilhaben, wie komme ich weiter. Bleibe ich hier sitzen, maule ich weiter rum, oder kann ich mir neue Ziele setzen. Die Gemeinden machen sehr viel dafür, dass Senioren teilhaben können. Beispielsweise indem sie Senioren Zuschüsse geben oder gewisse Aktivitäten ganz frei sind, wie beispielweise Museumsbesuche an gewissen Tagen."

Dieser Mann möchte sich auch im Alter noch weiterentwickeln. Er will nicht zu Hause auf seinem Sofa sitzen und „rummaulen", er will sich eigenständig „neue Ziele" setzen und diese erreichen. Auch ihm ist das Lebensgefühl, „teilhaben" zu können, im Alter wichtig. Er will reisen und Museen besuchen. Von vielen „Gemeinden" fühlt er sich bei seinen Bildungswünschen unterstützt. In seinen Wünschen nach Weiterbildung und „neuen Zielen" drückt sich seine „produktive Orientierung" aus. Er drückt damit auch aus, dass eine produktive Verwirklichung seiner Wünsche und Bedürfnisse im Alter nicht unbedingt teuer sein muss. Man wird in vielerlei Hinsicht in seinen Wünschen nach Bildung im Alter staatlich unterstützt, manche Formen von Bildung gibt es sogar ganz umsonst. Für ihn ist Bildung wichtig und er profitiert von der Situation, dass Bildung in vielerlei Hinsicht für Seniorinnen und Senioren nicht teuer ist. So wirkt sich der Zusammenhang zwischen einem guten Leben und einer guten finanziellen Situation eines Menschen nicht zu stark aus. Aber es muss schon mehr Geld da sein, als dass es nur das Überleben sichert. Bei der Verwendung seiner finanziellen Mittel möchte er Autonomie. Er möchte nicht in die Situation geraten, dass andere über sein Geld entscheiden.

Ein anderer Gruppendiskussionsteilnehmer äußert, dass er im Alter nicht zum „Superverbraucher" werden will, und sagt dazu Folgendes:

> „Wenn dann natürlich diese Superangebote von Superanimateuren kommen, sodass man zum Superverbraucher wird, da wirst du allzu leicht verführt. Wenn man heute die älteren Leute immer wieder sieht, ich mache dies oder ich mache jenes. Zum Beispiel gehen die auf Kreuzfahrten und lassen sich irgendwie bespaßen. Ist ja furchtbar."

Im Alter wird man „allzu leicht verführt", zum „Superverbraucher" zu werden und sein Leben passiv in der Haltung des Superkonsumenten zu verbringen, das findet dieser Mann „furchtbar". Das Leben im Alter kann eine Zeit der besonderen „produktiven Orientierungen" sein, die allzu leicht von Konsumhaltungen überlagert werden. Der Mann fordert, dass man sich auch im Alter nicht bloß „bespaßen" lassen sollte, sondern sein Leben aktiv in die eigenen Hände nehmen sollte. Damit meint er aber keine Aktivität im Sinne eines ständigen Beschäftigungszwanges, sondern eine sinnvolle Aktivität, die sich durchaus auch in kontemplativen Haltungen ausdrücken kann oder beispielweise darin, sich einen erfüllenden „Tagesablauf" einzurichten:

> „Es gibt eine Notwendigkeit, dass man das Leben künstlerisch gestaltet, wenn man praktisch aus dem Arbeitsleben raus ist. Das setzt aber voraus, wenn du kreativ wirst und dir deinen Tagesablauf selbst festlegst, dass du das gelernt hat. Dann stellt sich die Frage: Unter welchen Bedingungen lernt man das?"

Wer bringt einem bei, wie man das Leben im Alter gelingend gestaltet? Wo lernt man das? Und kann das jeder? Er äußert seine Bedenken. Es ist nicht einfach, sein Leben im Alter produktiv zu gestalten. Es gibt keine Arbeit mehr, die festlegt, wann der Wecker klingelt, es gibt keine Mittagspause, die vorschreibt, wann man isst. Im Alter, in dem das Berufsleben weggefallen ist, muss man sich sein Leben nach eigenen Regeln organisieren. Das muss man lernen, darauf muss man sich einlassen. Gelingt einem das, hat man gute Chancen, sein Leben im Alter wie ein Künstler zu gestalten.

7.2.3 „Ein bisschen Schickimicki muss auch sein“

Und ganz ohne Spaß sollte es dabei auch nicht zugehen. Zu einem guten Leben im Alter gehört auch ein bisschen „Schickimicki“, sagt eine Frau:

> „Wir haben eine Kreuzfahrt gemacht. Da gab es auf dem Schiff unheimlich viele Spielhöllen, es war nur fürchterlich. Und dann hast du nur Schickimicki gemacht, immer Modenschau, jeden Tag was anderes, na ist denn das eigentlich sinnvoll? Ich mach ja jetzt auch Modenschau. Aber ich habe das Alter dazu.“

Nur „Schickimicki“ machen, wie auf einem Kreuzfahrtschiff, das ist es nicht. Aber ganz ohne „Schickimicki“, das muss auch nicht sein. Diese Frau macht auch in ihrem hohen Alter gerne „Modenschau“; zieht schöne Kleider an und genießt, dass sie sich das erlauben kann. Für sie gehört zu einem „sinnvollen“ Leben im Alter durchaus, dass man sich auch mal „bespaßen“ lassen kann. Das „Bespaßen“ muss ja nicht gleich zu einem permanenten Zustand werden. Es muss weder das eine Extrem noch das andere, sondern ein guter Mittelweg sein.

Ein anderer Mann bringt in die Gruppendiskussion die Perspektive seiner Lebens- und Wohnsituation ein. Er ist im Alter in ein genossenschaftlich organisiertes Wohngebiet gezogen, das für ihn viele Vorteile bringt, auch finanzielle, sagt er:

> „Ich habe meine Wohnung in einer Genossenschaft, die den sozialen Aspekt hochhält. Das heißt, es gibt einen Clubraum innerhalb dieser Genossenschaft, in dem man sich treffen kann. Es gibt nicht nur Skatnachmittage, es gibt Diskussionsnachmittage, es gibt Kunst und Kultur, Malzirkel. Und dann hat diese Genossenschaft so Flachbauten, da ist ein Turnraum drin. Yoga, Gymnastik für Ältere und so. Und das finde ich als Ansatz für ältere Menschen einfach gut.“

Es ist wichtig, im Alter in eine soziale Gemeinschaft eingebunden zu sein. Dieser Mann findet ein gemeinschaftliches Lebenskonzept im genossenschaftlichen Wohnen „einfach gut“. In den Räumen, die die Genossenschaft für ihre Bewohnerinnen und Bewohner zur Verfügung stellt, kann er vielen seiner Hobbys nachgehen, sich künstlerisch bilden und auch „Yoga“ und „Gymnastik“ machen. Er hat Freunde in seinem Wohnumfeld gefunden und organisiert sich sein Leben im Zusammenhang mit dem genossenschaftlichen Wohnumfeld. Im Verlauf der Diskussion sagt er, dass „das Entscheidende“ bei einem guten Leben im Alter „die Förderung des gemeinschaftlichen und sozialen Umgangs miteinander“ ist. Er fühlt sich in seiner Wohnumgebung mit seinen Ansprüchen und Wünschen an ein gutes Leben im Alter in der Genossenschaft gut aufgehoben und kann sich integrieren. In der produktiven Integration in sein Wohn- und Lebensumfeld zeigt sich eine „produktive Orientierung“.

Ein gutes Leben im Alter muss nicht teuer sein, aber es muss mehr hergeben als bloß „Essen und Wohnen“. Die Männer und Frauen dieser Gruppendiskussion haben jeder für sich Strategien entwickelt, ein produktives Leben zu gestalten, das sie sich auch leisten können. Es wird der Wunsch geäußert, im Alter nicht bloß auf dem Sofa zu sitzen und „rumzumaulen“, bloß passiv zu konsumieren oder in eine „Almosen-Rolle“ zu fallen. Damit drücken die älteren Menschen aus, dass sie, so lange wie sie es können, ihre spezifischen produktiven Orientierungen für sich entwickeln wollen. Das Alter birgt die Gefahr des drohenden Verlustes oder wenigstens einer Einschränkung solcher Möglichkeiten. Man wird immer wieder dazu aufgefordert, sich genau zu überlegen, wie man sich auch im hohen Alter seine kleineren und größeren Freiheiten erlauben kann, auch schon in jungen Jahren.

7.3 Gruppendiskussion zu der Frage: „Was ist schön für mich?“

Eine unserer Gruppendiskussionen haben wir in einem Seniorenheim geführt. Dort haben wir gemeinsam mit dem sozialen Betreuer des Heims und zwölf Bewohnerinnen und Bewohnern im Alter zwischen 80 und 95 und mit zwölf Jugendlichen im Alter zwischen 13 und 14 die Frage „Was ist schön für uns?“ diskutiert. Die wesentlichen Ergebnisse dieser Gruppendiskussion sind im Folgenden dargestellt.

Das Gespräch drehte sich zunächst um äußerliche Schönheitsmerkmale. Zu solchen gehören für Alt und Jung, dass man sich beispielsweise zu gewissen Anlässen „schön anzieht“. Das meint bei jungen und alten Menschen jedoch etwas anderes. Eines der jungen Mädchen sagt in der Diskussion, dass sie zwar schon, wenn sie „unbedingt muss“, auch „mal ein Kleid“ trägt, dass sie aber ansonsten lieber in ihrer „Jogginghose“ zu Aktivitäten geht. Sie sagt:

> „Ich bin kein richtiger Kleidermensch, aber für Veranstaltungen, wie zum Beispiel eine Hochzeit, ziehe ich schon mal ein Kleid an. Aber wenn ich jetzt zum Beispiel in die Tanzschule müsste, würde ich eine Jogginghose anziehen. Weil man sich darin gut bewegen kann und es darin gemütlich ist."

Dem jungen Mädchen kommt es bei ihrer Kleiderwahl vor allem darauf an, dass sie sich „gut bewegen kann" und dass sie sich „gemütlich" fühlt. Nur zu besonderen Anlässen und wenn sie unbedingt muss, zieht sie auch mal ein Kleid an.

7.3.1 „Wenn wir nach Hause kamen und eine Hose anhatten, mussten wir die sofort ausziehen. Nein! Ihr seid Mädchen, hat meine Mutter gesagt, die tragen keine Hosen"

Das war früher anders, sagen die Frauen in der Gruppendiskussion. Sie haben ihre Jugend in der Zeit nach dem Krieg in Deutschland verbracht. Da gab es strenge Kleiderregeln, vor allem für Frauen. Eine der älteren Frauen sagt: „Ich musste sogar in die Firma immer im Rock gehen. Ich durfte gar keine Hosen anziehen." Eine andere sagt:

> „Meine Mutter hat das so gehasst. Wenn wir nach Hause kamen und eine Hose anhatten, mussten wir die sofort ausziehen. Nein! Ihr seid Mädchen, hat meine Mutter gesagt, die tragen keine Hosen."

Zu der Zeit, in der die älteren Frauen in der Diskussion ihre Jugend verbracht haben, wäre es unvorstellbar gewesen, in Jogginghosen zur Tanzschule zu gehen. Auch heute noch stoßen solche Ideen bei ihnen auf Ablehnung. Solche Freiheiten in der Kleiderwahl sind für sie schwer vorzustellen. Sie legen Wert auf eine besondere „Etikette", die ihre Vorstellungen beeinflusst. Sie schätzen es, Kleider oder Anzüge zu tragen. Es gibt bei ihnen eine besondere Lust, sich „schön" anzuziehen.

Eine der Frauen erzählt, dass, wenn man beispielsweise in eine Tanzschule ging, es neben der Wahl der Kleidung auch noch weitere Rituale und Regeln gab, an die „man sich zu halten hatte". Sie sagt:

> „Der Junge hatte einen schönen Anzug an, das Mädchen bekam eine schöne Blume von ihm und auf der Blume war meistens noch das Datum von dem Tag, an dem sie getanzt haben, drauf."

Sich an Kleiderregeln zu halten, drückte damals eine besondere Wertschätzung gegenüber dem Anlass aus. Dazu gehörte es auch, sich besondere Geschenke zu machen und sich ordentlich und diszipliniert zu verhalten, wie eine ältere Teilnehmerin erzählt. Sie sagt: „Was gefragt war, war Disziplin und Ordnung. Das waren die Grundelemente." Darauf antwortet ein älterer Mann: „Und geputzte Schuhe." Woraufhin die ältere Frau erwidert: „Jaja, das gehört ja alles zur Ordnung dazu. Und vor allem die Disziplin. Die geht ja heute meistens daneben." „Gemütlichkeit" bei der Kleiderwahl spielt bei den Alten allenfalls eine untergeordnete Rolle.

Ein Mann erinnert sich:

> „Ganz wichtig war auch früher, wenn wir in der Tanzschule waren, dass wir die richtige Körperhaltung hatten. Es war überhaupt das Allerwichtigste, dass man den richtigen Abstand hielt und trotzdem im Rhythmus blieb. Genau das ist es ja, was man in der Tanzschule lernt."

In der Erinnerung an frühere Zeiten kommen viele Erfahrungen der älteren Menschen in der Tanzschule zur Diskussion. Dabei spielen Begriffe wie „Ordnung" und „Disziplin", „Abstandhalten" und „Körperhaltung" eine wichtige Rolle. Solche Haltungen, solche Regeln des Miteinanders, hat man in der Tanzschule gelernt. Es gab auch Benimmregeln, wie es eine andere Teilnehmerin in der Gruppendiskussion erzählt: „Es wurde dann auch zum Abschlussball gelernt, wie man sich der Dame gegenüber benimmt". Solche Ordnungen, solche Regeln und solche Haltungen, die man auch in seiner Kleiderwahl ausgedrückt hat, lassen sich als eine Folge der Nazizeit in Deutschland und der autoritären Vorstellungen eines gelingenden Umgangs miteinander interpretieren.[42] Sich in Kleidung wohlzufühlen, sich in ihr „gemütlich" zu fühlen, ist ein Prinzip, nach dem junge Menschen heute entscheiden, was sie anziehen

42 Rüdiger Safranski hat auf ähnliche Weise die Nachkriegsarchitektur in Deutschland interpretiert. Seine Interpretationen sind in seinem Buch über die „Romantik – Eine deutsche Affäre" (2015, S. 378 f.) nachzulesen.

möchten. Dieses Prinzip war für die älteren Menschen in ihrer Jugend unmöglich.

In der Gruppendiskussion wird aber auch das Spiel mit Brüchen von Ordnung und Disziplin thematisiert, das eine lustvolle Seite für die älteren Menschen hat. „Und dann kamen die Petticoats", ruft eine ältere Frau spontan. Der „Petticoat" diente auf der einen Seite dazu, den Mann beim Tanzen auf einem gewissen „Abstand" zu halten, „der Petticoat war auf der einen Seite ein großes Rad, aber da war Stoff drüber und dann konnte man so schön darunter krabbeln", antwortet einer der Männer. Mit dieser Anekdote drückt er aus, dass man früher „Ordnung" und „Disziplin" auch wiederum nicht so bitterernst genommen hat und auch mehr als bereit dazu war, sich von autoritären Haltungen zu befreien.

Der Mann kritisiert die Argumente der jungen Menschen. Er meint, dass eine Jogginghose den Blick der Männer auf „die schönen Beine" der Frauen verstellen würde, und bedauert das. Daraufhin antworten ihm die jungen Mädchen, dass sie „genau deswegen" Jogginghosen tragen. Ein unkontrollierter Blick auf ihre „schönen Beine", das ist den jungen Mädchen nicht geheuer. Eine Jogginghose kann eine den männlichen Blick abweisende Funktion übernehmen. Unter dem Gewand der Freiheit in der Kleiderwahl – wiederum eine Unfreiheit? Eine mögliche Interpretation.[43]

Mit dieser Antwort gibt sich der ältere Mann aber nicht zufrieden. Er sagt:

> „Aber auf den großen Tanzveranstaltungen haben die Turniertänzer kurze Kleidung an, keine Jogginghosen."

In seinen Augen sind Jogginghosen nicht die richtige Kleidung, wenn man richtig tanzen will. Zum guten Tanzen gehört für ihn nach wie vor, heute wie gestern, „kurze Kleidung" und keine „Jogginghosen", die sich, wenn man richtig tanzt, wiederum als ungemütlich erweisen können. Was sind aber nun die richtigen Kleidungsstücke zum Tanzen? Darüber wurde sich in früheren Zeiten nach anderen Konventionen, die sich an anderen Ordnungsprinzipien orientiert haben, geeinigt. In der Regel wird die Kleiderwahl heute als freier erlebt.

In der Diskussion geht es auch um die verschiedenen Auffassungen von

43 Ähnliche Interpretationen macht Jean-Claude Kaufmann in seiner Untersuchung „Frauenkörper, Männerblicke" (1995).

Tanzen und guter Musik von Alt und Jung. Einer der jungen Männer sagt, dass er, im Vergleich zu dem, was er von den älteren Menschen erwartet, was sie hören, eher eine rockige Musikrichtung bevorzugt. Er sagt: „Da kann man keinen Walzer dazu tanzen. Da muss man schon etwas schneller sich bewegen. Da muss man sich ins Zeug legen.“ Einer der älteren Männer fragt ihn: „Würdet ihr denn überhaupt tanzen wollen?“, woraufhin ein Mädchen antwortet: „Ich weiß jetzt nicht, ob das als Tanzen zählt, aber ich springe manchmal durch mein Zimmer wie eine Wilde zu Musik.“ Der ältere Mann erwidert:

> „Beim Tanzen bewegt man sich ja auch durchs Zimmer, nur mit ganz bestimmten Schritten. Mal schnell, mal langsam. Es ist nicht einfach nur so ein Gehopse, sondern das ist dann strukturiert und man bewegt sich so lange, wie ein Musiktitel dauert. Da muss man nur unterscheiden, welche Bewegung man macht, ob man einen schnellen Tanz tanzt oder einen ganz langsamen. Walzer oder Foxtrott, das sind so die Gegensätze.“

Und eine ältere Frau ergänzt: „Und es kommt auch auf die Partnerin an, ob die das mitmacht.“

Für das junge Mädchen ist Tanzen, wenn sie möglichst „wild“ „zu Musik“ durch ihr „Zimmer“ „springen“ kann. Das ist eine andere Auffassung, als die älteren Menschen sie in der Diskussion vertreten. Einer der älteren Männer beschreibt Tanzen als etwas „Strukturiertes“. Für ihn hat Tanzen Regeln, die man erlernt, um sie dann gemeinsam mit einer Partnerin zu praktizieren, je nach Tanzstück zu einer langsameren oder zu einer schnelleren Musik. Man tanzt „Walzer oder Foxtrott“ und der jeweilige Tanz gibt einem vor, „welche Bewegungen man macht“. Das ist kein wildes einzelnes Tanzen, sondern ein gemeinsames Tanzen nach Regeln. Dabei führt der Mann die Frau, aber „es kommt auch auf die Partnerin an, ob die das mitmacht“. Zwar ist die Regel beim Paartanz, dass der Mann die Frau führt, aber die Frau muss sich auch führen lassen, damit der Tanz gelingt. Es kommt auch vor, dass die Frau die Führung übernimmt.

Die älteren Menschen in der Diskussion erinnern sich gerne an ihre Tanzerfahrungen und Tanzabende nicht nur in der Tanzschule, sondern auch an Tanzveranstaltungen mit „Livemusik“, die meist an Samstagen stattgefunden haben, wie ein älterer Mann erzählt:

„Disko gab es nicht, aber es gab schon Tanzkapellen. Und dann ging man da mal hin, entweder durchs Fenster gucken oder mal reingehen. Das war so ein großer Saal und da waren drei bis acht Musikern auf der Bühne und die haben Livemusik gemacht. Das wurde dann immer amerikanischer und danach haben wir dann getanzt – Jive und Rock 'n' Roll."

„Jive und Rock 'n' Roll" sind wilde Tänze, aber sie folgen Regeln. Bezogen auf das geordnete Tanzen in Tanzschulen ist das gemeinsame Tanzen bei Tanzkapellen freier, aber immer noch geregelt. Junge Leute gehen heute eher in eine Disko und nicht in ein Tanzlokal oder zu einer „Tanzkapelle". Tanzen in einer Disko folgt anderen Regeln. Vom subjektiven Gefühl her folgt das wilde Tanzen in einer Disko keinen Ordnungsregeln. In der Disko tanzt jeder, wie er will, und muss sich nicht nach einem Tanzpartner bzw. einer Tanzpartnerin richten. Beim wilden Tanzen in der Disko führt man sich selber. Wer sich besonders wild aufführen kann, der wird von anderen besonders bewundert. Im wilden Tanzen drückt sich ein Befreiungsanspruch aus. Wild kann nicht als Paar getanzt werden. Wildes Tanzen ist kein enges Tanzen, es ist ein Tanzen für sich allein.

Man kann das gemeinsame Tanzen von Standardtänzen in der Nachkriegszeit ebenfalls als eine Befreiung verstehen. Die älteren Menschen befreiten sich in ihren gemeinsamen Tänzen von den autoritären Regeln der Kriegs- und Nachkriegszeit. Es war wieder möglich, eng miteinander zu tanzen, ohne Angst haben zu müssen, im nächsten Moment schon wieder in einen Bombenkeller zu flüchten. Es wurde Nähe im Tanz wieder eingeübt und praktiziert. Nach und nach ging es dann „amerikanischer" zu. Die Tanzregeln wurden lockerer und freier. Einen Rock 'n' Roll muss man nicht eng tanzen. Einen Rock 'n' Roll kann man wild tanzen. So begannen für die älteren Menschen wieder die Zeiten des freien und wilden Tanzens.

7.3.2 „Und plötzlich gab es wieder fröhliche Musik und Tanzveranstaltungen"

Ihre Jugendzeit nach dem Zweiten Weltkrieg ist ein besonderes Thema der alten Menschen in der Gruppendiskussion. Einer der Teilnehmer sagt zu den jungen Menschen: „Wir sind ja in einer Zeit groß geworden, als wir so alt waren wie ihr, da war gerade der Krieg zu Ende gegangen, da war eine Aufbruchsstimmung.“ Er erinnert sich an seine Jugend als an eine Zeit, die eine „ganz andere Zeit“ war als die, die junge Menschen heute erleben. In der Diskussion sagt er:

> „Es war alles in Schutt und Asche gelegt und es wurde erst mal nach vorne geguckt. Wir mussten alles wieder aufbauen. Das war eine ganz andere Zeit. Und da kamen langsam die Lebensgeister zurück. Und die Besatzer aus dem fernen Amerika oder auch aus England, die zu uns rüberkamen, die hatten plötzlich Musik, und wir durften das alles im Krieg ja nicht, das war alles verboten. Und auf einmal plötzlich waren da Tanzveranstaltungen und es ging da fröhlich her.“

Die alten Menschen in der Diskussion haben ein Leben, wie es uns heute ganz selbstverständlich erscheint, erst in ihrer Jugend, nach dem Krieg, langsam für sich zurückgewonnen. Mit der Musik und dem Tanz fing für die Menschen nach dem Krieg wieder eine „fröhliche“ Zeit an, sie erzählen:

> „Das war ja ein Wunder, was da passierte. Wir wollten nachmachen, was unsere Besatzer uns vormachten. Die hatten die Kneipen besetzt und saßen da drin und haben sich einen genehmigt und haben getanzt. Das war für uns alles unbeschreiblich. Ich muss sagen, das war schon eine sehr spannende Geschichte, weil man da so viele Erlebnisse hatte, die wir ja von der Jugend her überhaupt nicht kannten, weil Krieg war, und da wir mussten ja immer im Luftschutzkeller sitzen. Erst als wir so 14, 15 waren, kam die Zeit, wo die uns vorgemacht haben, wie man eigentlich zu leben hat.“

Die Engländer, oder auch die Amerikaner, haben den jungen Menschen in der Nachkriegszeit etwas von dem guten Leben vorgemacht, das sie bis dahin nicht kannten. Das haben sich die jungen Deutschen abgeschaut, erst mit „Ordnung“ und „Disziplin“ und nach und nach mit einer gebührenden Portion Freiheit und einer eigenen Gestalt. So gewannen sie für sich das gute Leben zurück, das sie bis heute sehr zu schätzen wissen. Sie mussten zwar auch in der Nachkriegszeit noch aufpassen, „nicht über die Stränge zu schlagen“, denn auch in der Nachkriegszeit war noch nicht wieder alles erlaubt. Die älteren Menschen erzählen: „Die Besatzungsmächte hatten ja auch noch einen Blick auf uns und man konnte ja unter Umständen auch noch im Militärgefängnis landen.“ Es gab zwar noch viele Regeln und Verbote, die sich erst nach und nach lockerten. Das war aber nicht mehr mit der Situation im Krieg zu vergleichen, in der man hauptsächlich „im Luftschutzkeller" sitzen musste und um sein Leben bangte. Da konnte man schon wieder etwas mutiger werden.

Auf die Frage, was die jungen Menschen heute in ihrer Freizeit machen, erzählen sie ganz selbstverständlich von ihren mannigfaltigen Hobbys: „Ich spiele Paddle", „Ich singe einmal die Woche im Chor", „Ich mache Karate und ich spiele Klavier", „Ich spiele Gitarre, geh zur Jugendhilfe und spiele Tennis", „Ich reite und spiele Fußball", „Ich tanze Hip-Hop". Solche Selbstverständlichkeiten mussten sich die älteren und alten Menschen erst wieder zurückerobern. Es ist für sie umso bedeutender, den jungen Menschen mitzuteilen, dass das, was ihnen so selbstverständlich erscheint, aktiv bewahrt werden muss. Den alten Menschen liegt es am Herzen, den jungen Menschen zu vermitteln, dass sie ihr gutes und freies Leben wertschätzen lernen und sich ihre Freiheiten bewahren. Den älteren Menschen liegt es am Herzen, den jungen Menschen zu vermitteln, wie gut sie es heute haben und wie schrecklich traurig und grausam ihre frühe Jugend und Kindheit im Krieg und in der Nachkriegszeit gewesen ist. Sie nutzen die Chance in der Gruppendiskussion, um an ihre Erfahrungen in der Nazizeit und in der Nachkriegszeit zu erinnern und die jungen Menschen zu ermahnen, nie wieder einen Krieg zuzulassen, sondern sich für die Demokratie, für Frieden und Freiheit einzusetzen.

8 Erleben, Erfahren und Wahrnehmen im Alter – Untersuchungsperspektiven von Marie Jahoda und Erich Fromm

„Ich ging im Walde so für mich hin,
und nichts zu suchen, das war mein Sinn."
Johann Wolfgang von Goethe[44]

Im folgenden Kapitel wollen wir zeigen, dass der Kunst des Alterns eine besondere Bedeutung bei der „Kunst des Lebens" zukommt. Dazu verbinden wir Untersuchungsperspektiven von Marie Jahoda und Erich Fromm. Erich Fromm schreibt in seiner Untersuchung „Psychoanalyse und Ethik" (1947a): „[D]as Leben selbst ist eine Kunst – in Wirklichkeit die wichtigste und zugleich schwierigste und vielfältigste Kunst, die der Mensch ausüben kann." Und weiter: „Bei der Kunst des Lebens ist der Mensch sowohl der Künstler als auch der Gegenstand seiner Kunst. Er ist der Bildhauer und der Stein [...]." (S. 16)

Der älter werdende Mensch ist gleichzeitig „Bildhauer" und „Stein" seines Lebens im Alter. Er muss sein Leben wie ein Künstler bearbeiten, damit ein gutes Werk daraus wird. Die Kunst des Alterns ist auch ein Handwerk, das sich erlernen lässt. Hilfreich zum Erlernen des Handwerks sind die Untersuchungsperspektiven Marie Jahodas, mit der wir unsere Diskussion in diesem Kapitel beginnen.

8.1 Objektive Erlebniskategorien des Älterwerdens

Marie Jahoda, eine der bedeutendsten Sozialpsychologinnen, hat unter anderem in ihrem Aufsatz „Die sozialpsychologische Bedeutung von Arbeit und

44 vgl. „Gefunden", in: „Hamburger Ausgabe, Band 1: Gedichte und Epen I", S. 254

Arbeitslosigkeit“ (1983) die „objektiven Erlebniskategorien von Arbeit“[45] vorgestellt. Ältere Menschen, die aus dem Beruf ausgeschieden sind, müssen sich „objektive Erlebniskategorien von Arbeit“ eigenständig entwickeln. Einen Arbeitstag, wie man ihn über Jahrzehnte erlebt hat, gibt es in den meisten Fällen nicht mehr. Das kann als eine Einschränkung der Lebensqualität erlebt werden. Für ein gelingendes Leben im Alter ist es zentral, die „objektiven Erlebniskategorien von Arbeit“ in einer produktiven Weise auf sein Leben im Alter zu übertragen, sie zu entwickeln oder auch sie aufzugeben.

Das Arbeitsleben von Menschen wird durch fünf „objektive Erlebniskategorien“[46] strukturiert. Berufsarbeit hat „eine Zeitstruktur“, „der man sich nicht entziehen kann“ („erste Erlebniskategorie“). Fällt die von Arbeit latent vorgeschriebene Zeitstruktur im Alter weg, muss man sich eine eigene Zeitstruktur schaffen. Die zweite „Erlebniskategorie“ beschreibt den Zusammenhang von „organisierter Arbeit“ mit einer Erweiterung des „sozialen Horizonts“ von Menschen. In der Arbeit weiß man, „was Kollegen tun, denken, fühlen, handeln, wie sie sich unterhalten und was ihre Sorgen sind“ – der Wegfall von organisierter Berufsarbeit kann zu einer Einschränkung des „sozialen Horizonts“ führen, sodass es eine weitere wichtige Aufgabe für ein gelingendes Leben im Alter ist, für sich selber einen „sozialen Horizont“ zu entwickeln. Die

45 Marie Jahoda war eine österreichische Sozialpsychologin und eine der Begründerinnen der empirischen Sozialforschung. Sie wurde 1907 in Wien geboren und starb 2001 in Sussex in Großbritannien. Für ihre wissenschaftliche Forschung wurde sie an der Universität Bremen, an der Universität Linz und der Universität Wien mit der Ehrendoktorwürde ausgezeichnet. An der Universität Bochum wurde zu ihren Ehren ein Lehrstuhl zur Frauenförderung eingerichtet. Eine ihrer bekanntesten sozialpsychologischen Untersuchungen, „Die Arbeitslosen von Marienthal“ (1933), führte Marie Jahoda gemeinsam mit Paul Lazarsfeld und Hans Zeisel in Marienthal, einem kleinen Ort in Österreich, durch. Diese Untersuchung ist zu einem Klassiker der empirischen Sozialforschung geworden. In Marienthal war fast die gesamte Bevölkerung schlagartig arbeitslos geworden. Marie Jahoda und ihre Forschungskolleginnen und -kollegen beschäftigten sich mit den Folgen, die die Arbeitslosigkeit für die Bevölkerung hatte. Auf der Grundlage der Ergebnisse dieser und anderer Untersuchungen hat Marie Jahoda die Bedeutung der „objektiven Erlebniskategorien von Arbeit“ entwickelt.

46 Die „objektiven Erlebniskategorien von Arbeit“ sind in Jahodas Aufsatz „Die sozialpsychologische Bedeutung von Arbeit und Arbeitslosigkeit“ (1983) ausführlich behandelt.

dritte „Erlebniskategorie“ beschreibt das Gefühl, an einer „kollektiven Zusammenarbeit“ zur Erhaltung der „materiellen Kultur eines industrialisierten Landes“ beteiligt zu sein. Es ist das Gefühl gebraucht zu werden, das mit dem Alter wegfällt und das nach einem sinnvollen Ersatz strebt. Auch hängen Status und Identität – als die vierte von Marie Jahoda beschriebene Erlebniskategorie – ganz wesentlich von der Berufsarbeit ab. Auch hier erfährt man als älterer Mensch Verluste und wird bestrebt sein, sie zu ersetzen. Als letzte „objektive Erlebniskategorie“ erzwingt die Arbeit Aktivität. Fällt im Alter dieser Zwang zur Aktivität weg, kann sich der Wunsch einstellen, etwas aktiv zu betreiben, das nicht mit Berufsarbeit zusammenhängt.

Problematisch an der Lebenssituation im Alter ist, dass oft alle fünf „objektiven Erlebniskategorien von Arbeit“ schlagartig wegfallen. In ihrer Untersuchung „Wieviel Arbeit braucht der Mensch“ (1983) schreibt Marie Jahoda, dass Menschen, wenn diese Kategorien wegfallen, oft mit einem „mehrstufigen Anpassungsprozess“ reagieren. Sie schreibt:

> „Eine unmittelbare Schockreaktion wird durch eine leichte Erholung abgelöst, wenn die Menschen lernen, sich irgendwie einzurichten, aber diese Anpassung ist bedroht, sobald sich die ökonomische Not verschärft.“ (S. 44)

Ein Mensch, der im Alter von dem schlagartigen Wegfall von Erwerbsarbeit betroffen ist, wird mit psychologischen Herausforderungen konfrontiert, mit denen er einen Umgang erlernen muss. Jahoda schreibt:

> „Ohne Beschäftigung ziehen sich die Tage unendlich lang hin; Langeweile und Zeitverschwendung werden zur Regel […].“ (S. 46)

Männer werden von der „aufgezwungenen Zeitzerstörung“ häufig stärker betroffen als Frauen. Frauen haben durch die Zeitstruktur der Hausarbeit eher noch ein geregeltes Zeiterleben. Trotzdem stellt „die Zerstörung“ der „gewohnten Zeitstruktur“ eine schwere psychische Belastung dar. Ältere Menschen leiden oft unter dem deprimierenden Gefühl, nicht gebraucht zu werden und in keinen selbstverständlichen sozialen Kontext eingebettet zu sein. Durch den Verlust der täglichen Berufsarbeit fehlt ihnen eine „Zweckbestimmung“ und der „Ausschluss von der größeren Gesellschaft“ führt zu dem Gefühl „relativer sozialer Isolation“ (S. 48). Der Wegfall von Arbeit trifft ältere, aus dem Beruf ausscheidende Menschen ganz ähnlich wie arbeitslos gewordene Menschen.[47]

In ihrem Aufsatz „Die sozialpsychologische Bedeutung von Arbeit und Arbeitslosigkeit“ (1983) schreibt Marie Jahoda, dass es nur den wenigsten Menschen gelingt, sich die „objektiven Erlebniskategorien von Arbeit“ selbstständig und außerhalb einer erzwungenen Erwerbsarbeit einzurichten. Als eine Ausnahme betrachtet Marie Jahoda Künstler und Künstlerinnen, die sich ihren Lebensalltag produktiv und im Sinne der „objektiven Erlebniskategorien“ selbst

47 In Marienthal, dem von Marie Jahoda und ihren Forschungskolleginnen und -kollegen untersuchten Dorf, in dem die meisten Einwohner und Einwohnerinnen schlagartig arbeitslos geworden sind, hatte der kollektive Wegfall von Arbeit für die Bewohner und Bewohnerinnen eine schleichende, katastrophale Wirkung. Zunächst konnten sich die Menschen noch einigermaßen über die Verhältnisse retten, vor allem die Frauen gestalteten ihre Tage produktiv. Durch die Hausarbeit waren sie es gewohnt, sich die „objektiven Erlebniskategorien der Arbeit“: Aktivität, Status und Identität, sinnvolles kollektives Handeln, Erweiterung des sozialen Horizonts und eine Zeitstruktur besser zu erhalten als ihre Männer. Mit der Zeit und der andauernden Arbeitslosigkeit aber verwahrlosten die Bewohner und Bewohnerinnen von Marienthal immer stärker. Das zeigte sich beispielsweise darin, dass die örtliche Theatergruppe nach und nach ihre Lust am Spiel verlor und Parks und Grünanlagen nicht mehr gepflegt wurden, obwohl dazu genügend Zeit gewesen wäre. Marie Jahoda und ihre Kollegen und Kolleginnen konnten nachweisen, dass sich selbst die Schrittgeschwindigkeit der Bewohner und Bewohnerinnen beim Einkaufen und Spazierengehen verlangsamte. Nach und nach wurde die Gesellschaft von Marienthal kollektiv depressiv. Den Menschen gelang es immer weniger, die ihnen durch die Arbeitslosigkeit aufgezwungene freie Zeit produktiv zu gestalten.
Auch verlor sich die Solidarität unter den Bewohnerinnen und Bewohnern Marienthals in ihrem alltäglichen Kampf um ihre Existenz. In einer nachträglichen Reflexion auf ihre Marienthal-Studie sagt Marie Jahoda in einer Interviewreihe, die in dem Buch „Die Zerstörung einer Zukunft. Gespräche mit emigrierten Sozialwissenschaftlern“ (1979) erschienen ist, dass „Menschen, die nicht genug zu essen haben und keine Aussicht auf eine regelmäßige Arbeitsmöglichkeit, nicht die Menschen sein können“, die für sich und andere eine bessere Zukunft anstreben können. Sie haben dafür nicht mehr die erforderliche Kraft.
In gewisser Hinsicht wird man von dem Berufsausstieg in der Lebensphase des Alterns ähnlich getroffen wie die Bewohner und Bewohnerinnen Marienthals von der Arbeitslosigkeit. Viele Menschen erleben das Altern als ein psychologisches Problem der Arbeitslosigkeit.

erschaffen können. Alte Menschen, die nicht mehr zu einer Arbeit gezwungen sind, müssten sich, genauso wie KünstlerInnen, die „objektiven Erlebniskategorien" im Leben aktiv einrichten. Ihr Leben erhielte dann eine eigene Zeitstruktur, einen eigenen Status und eine eigene Identität, einen eigenen sozialen Horizont und das Gefühl einer sinnvollen Zugehörigkeit zur Gesellschaft. Auf diesem Wege ließe sich die mögliche drohende innere Leere und Niedergeschlagenheit beherrschen.

8.2 Wahrnehmungskategorien des Älterwerdens

In der Fromm'schen Untersuchungsperspektive gehören die „objektiven Erlebniskategorien von Arbeit" zu einem „System von Kategorien", die einen „gesellschaftlichen Filter" bilden. In seiner Untersuchung „Jenseits der Illusionen" (1962a) schreibt Erich Fromm:

> „Jede Gesellschaft bildet durch ihre Lebenspraxis und die Art ihres Bezogenseins, Fühlens und Wahrnehmens ein System von Kategorien, das die Formen des Bewusstseins bestimmt. Dieses System arbeitet sozusagen wie ein gesellschaftlich bedingter Filter. Eine Empfindung kann nur dann ins Bewusstsein eindringen, wenn sie diesen Filter passiert." (S. 113)

„Objektive Erlebniskategorien von Arbeit", wie sie Marie Jahoda beschreibt, sind „latente Konsequenzen" der „Struktur von Arbeit". Sie haben eine zentrale psychologische Bedeutung für die Arbeitenden. Sie bilden einen „Filter", wie Erich Fromm beschreibt, durch den „Empfindungen ins Bewusstsein" dringen können. Mit den „objektiven Erlebniskategorien von Arbeit" lässt sich Lebensqualität gewinnen. Beim Ausscheiden aus dem Beruf werden Menschen vor die Aufgabe gestellt, sich solche Lebensqualität auch ohne Berufsarbeit zu erhalten. Damit auch weiterhin „Empfindungen" und „Erfahrungen" ins „Bewusstsein eindringen" können, müssen die „objektiven Erlebniskategorien der Arbeit" für ein Leben ohne Berufsarbeit angepasst werden. Erich Fromm schreibt:

> „Ich kann mir eines Ereignisses in mir oder außerhalb von mir nur bewußt werden, wenn ich es zu dem System von Kategorien, in denen ich wahrnehme, in Beziehung setzen kann. Einige dieser Kategorien, wie

> zum Beispiel Zeit und Raum, […] [stellen] Wahrnehmungskategorien dar […], die allen Menschen gemeinsam sind.“ (S. 112)

Marie Jahodas „objektive Erlebniskategorien von Arbeit“ sind nach Erich Fromm „Wahrnehmungskategorien“, die eine große Wirkung für alle Menschen haben. Arbeit stiftet Aktivität, Status und Identität und sie gibt den Arbeitenden das Gefühl, sinnvoll in kollektives Handeln eingebunden zu sein. In der Arbeit finden Menschen die Möglichkeit, ihren sozialen Horizont zu erweitern, und sie bekommen eine Zeitstruktur. Dieses „System von Kategorien“ wird von Arbeit vorgegeben. Ihn ihm können Menschen „Ereignisse“ „wahrnehmen“ und sich zu ihnen in „Beziehung setzen“. Bei dem Ausscheiden aus dem Berufsleben kann der Wegfall der „objektiven Erlebniskategorien von Arbeit“ sich auch deswegen so bedrohlich für Menschen auswirken, weil „Wahrnehmungskategorien“ verloren gehen können und damit selbstverständliche Erlebnisse und Erfahrungen.

Auf der „Governor Rockefeller's Fourth Annual Conference of Aging“ am 7. Mai 1965 in New York betont Erich Fromm in seinem Vortrag „Psychologische Probleme des Alterns“, dass der Ausstieg aus dem Berufsleben für den Menschen „eine Herausforderung“, aber genauso „auch eine Chance“ ist.[48] Er sagt:

> „Es könnte die beste Zeit sein, die ein Mensch je hat, weil er nun nicht mehr die Aufgabe hat, für seinen Lebensunterhalt zu sorgen […]. Er ist ein wirklich freier Mensch […]. Der ältere Mensch […] hat wirklich die Chance zu leben, lebendig zu sein und das Leben selbst zu seinem Beruf zu machen.“ (1966g, S. 428)

48 Erich Fromm lag es daran, die Chancen für die Realisierung von Glück und Freude in der Lebensphase des Alters aufzuzeigen. In seinem Vortrag betonte er, dass der älter werdende Mensch in der Phase des Alterns die Chance hat, lebendig zu sein und sich von den Fesseln, die ein Normalarbeitstag haben kann, zu befreien. Er erlernt, dass „Erholung [recreation] zu einer Neuschöpfung [re-creation], zu einer neuen Fähigkeit, schöpferisch tätig zu sein, werden kann.“ Fromm spricht von der Kunst des Alterns als einem zentralen Bestandteil der „Kunst des Lebens“. Die Kunst liegt in der „produktiven Verwirklichung“ der dem Menschen eigenen persönlichen Möglichkeiten und zugleich im „Einssein mit der Welt“. Indem der Mensch seine Energie produktiv gebraucht, steigert er seine Kräfte.

Den meisten Menschen werden die Erlebniskategorien von beruflicher Arbeit vorgegeben. Sie fallen mit all ihren selbstverständlichen Erfahrungs- und Erlebnisqualitäten weg, wenn sie aus dem Beruf ausscheiden. Ein Ausstieg aus dem Beruf kann so als eine Einschränkung der Lebensqualität erlebt werden. Die „produktive Orientierung" bei der Aufgabe, sein Leben „selbst" zum „Beruf" zu machen, besteht auch darin, sich die „objektiven Erlebniskategorien von Arbeit" zu „Wahrnehmungskategorien" des Lebens umzubilden und so anzupassen, dass sie potenziell wahrnehmungserweiternd wirken. Das meint Erich Fromm damit, wenn er in „Psychoanalyse und Zen-Buddhismus" (1960a) schreibt, dass der (älter werdende) Mensch „sein Bewußtsein" erweitern und neu mit der „Wirklichkeit" „in Berührung kommen" kann, wenn es ihm gelingt, aufzuwachen, „den Schleier [zu] lüften, die Höhle [zu] verlassen, Licht in die Finsternis [zu] bringen" (S. 331).

In Fromms Perspektive hat der älter werdende Mensch „wirklich die Chance zu leben, lebendig zu sein" und sich von den notwendigen „Filtern" des Normalarbeitstages zu befreien und sie zu eigenen neuen „Filtern" zu entwickeln. Auf diese Weise lässt sich die Kunst des Alterns erlernen. Dazu gehört, dass auch der älter werdende Mensch zu neuen möglichen Wahrnehmungen fähig wird, und zwar nicht nur zu solchen, die leicht wahrgenommen werden können wie zum Beispiel „Schmerz" und „Hunger", sondern auch zu „subtileren" oder „komplizierteren" Empfindungen fähig wird, „etwa beim Anblick einer Rosenknospe mit einem Tautropfen am frühen Morgen, während die Luft noch kühl ist, die Sonne gerade aufgeht und ein Vogel singt," schreibt Erich Fromm in „Jenseits der Illusionen" (1962a). Solche „subtileren" oder „komplizierteren" Empfindungen dringen in „gewissen Kulturkreisen (zum Beispiel in Japan) leicht in das Bewußtsein", „während die gleiche Empfindung in der modernen westlichen Kultur gewöhnlich das Bewußtsein nicht erreichen wird, weil sie nicht genügend ‚wichtig' oder ‚ereignisreich' ist, um bemerkt zu werden" (S. 113).

Im Alter haben „subtilere" oder „kompliziertere" Empfindungen eine Chance, veränderte „Wahrnehmungskategorien" und „Filter" zu passieren. Sie können als „genügend wichtig" und „ereignisreich" erlebt werden. Erich Fromm schreibt,[49] dass dazu die „Fähigkeit des Wahrnehmens und Antwor-

49 in „Die Medizin und die ethische Frage des modernen Menschen" (1963c)

tens" und die „Fähigkeit des Sehens" neu erlernt werden müssen. Dazu gehört vor allem, dass der alte Mensch lernt, sich wirklich mit „Menschen in Beziehung zu setzen", anstatt sie „als Objekt(e) zu sehen", und ihnen „im Akt der Liebe, durch Empathie und wirkliches Sehen von Mensch zu Mensch" (S. 364) zu begegnen.

Der Kunst des Alterns stellen sich viele Probleme unserer westlichen Industriegesellschaft in den Weg. Aber wenn es gelingt, sich von den „Filtern" der Berufsarbeit ein Stück weit zu emanzipieren und sie für das gute Leben anzupassen oder aufzugeben, dann hat die Lebensphase des Alterns eine gute Chance, eine lebendige und freie Lebenszeit zu werden. Es geht darum, die freie Zeit im Alter in die eigene Regie zu nehmen und sie so zu gestalten, dass man auch im Alter noch seinen Charakter weiterentwickeln kann. Es geht um eine Haltung, in der das eigene Ich transzendiert wird, in der die engen Grenzen des Ego „mit all dem Ehrgeiz und dem Stolz auf Besitz, auf Wissen, auf die Familie, auf die Frau (oder den Mann)" (1966g, S. 429) überwunden werden. Ein Interesse in diesem Sinne zu entwickeln, bedeutet, „die Hand auszustrecken nach dem, was mir gegenüber oder vor mir steht, ob dies nun ein Kind, eine Blume; ein Buch, eine Idee oder ein Mensch ist" (1966g, S. 429), schreibt Erich Fromm.

8.3 Objektive Erlebnis- und Wahrnehmungskategorien des Älterwerdens als Thema von Interviews – Marie Jahoda und Erich Fromm

Beim Älterwerden steht der Mensch vor der Herausforderung, „das Leben selbst zu seinem Beruf zu machen", so sagt es Erich Fromm in seinem oben schon ausführlich behandelten Vortrag. Er hat das für sich ganz selbstverständlich getan.

8.3.1 „Ich lese und schreibe, dann esse ich, ruhe mich eine Stunde aus, und am Nachmittag beantworte ich Briefe, und was es sonst so an praktischen Dingen gibt"

In einem Interview[50], das er am 8. März 1980, zehn Tage vor seinem Tod, gegeben hat, antwortet er auf die Frage des Interviewers „Herr Professor Fromm, wie leben Sie heute?" wie folgt:

> „Ja, wie ich eigentlich immer gelebt habe. Am Morgen stehe ich nicht so sehr früh auf, aber ich fange ungefähr um 11 Uhr an zu arbeiten und arbeite ungefähr bis 14 oder 15 Uhr. Mit Arbeiten meine ich hier: Ich lese und schreibe, nicht auf einmal, sondern einmal das eine und manchmal das andere mehr. Dann esse ich, ruhe mich eine Stunde aus, und am Nachmittag tue ich Dinge, die ich nicht eigentlich als Arbeit ansehe: Ich beantworte Briefe, und was es sonst so an praktischen Dingen gibt. Das Wesentliche eigentlich ist, dass ich mir den Morgen immer, seitdem ich denken kann, für die theoretische Arbeit reserviert habe, also die Regel eingehalten habe, keine Tätigkeit am Morgen für Geld bringende Dinge auszuüben. Das ist, glaube ich, recht wichtig, denn die Versuchung ist durchaus da, dass man doch das eine oder das andere machen könnte, wenn man gerade nicht aufgelegt ist, etwas Wichtigeres oder – wie man so sagt – Schöpferisches zu schreiben. Aber davon halte ich nichts. Dann soll man lieber dasitzen und gar nichts tun. Der Morgen aber muss frei bleiben. Ich habe immer das Gefühl gehabt, der Morgen ist sozusagen heilig für das Denken und indifferent zum Verdienst. Früher habe ich den Nachmittag der Psychotherapie gewidmet, da habe ich Patienten gesehen, nie am Morgen."

Auch im hohen Alter widmet sich Erich Fromm noch ganz seiner Arbeit. Er hat sich seine Tage nach seinem eigenen Produktivitätsrhythmus eingerichtet. Der Tag hat eine Zeitstruktur, die genauso für „schöpferisches Schreiben", für „theoretische Arbeit" wie für notwendige Ruhepausen sorgt. Auch in Phasen, in denen er „dasitzt und gar nichts" tut, ist er aktiv. Er hat die „objektiven Erleb-

50 Transkript des Interviews mit dem Titel „Mut zum Sein" in Band X der „Erich Fromm: Gesamtausgabe in zwölf Bänden", München (Deutsche Verlags-Anstalt und Deutscher Taschenbuch Verlag) 1999, S. 336–345

niskategorien" von Arbeit, wie wir sie oben mit Marie Jahoda beschrieben haben, produktiv auf sein Leben im Alter übertragen. Patientinnen und Patienten für die Psychotherapie sieht er, zum Zeitpunkt des Interviews, nicht mehr. In seiner Wahrnehmung lebt er auch im hohen Alter so, wie er „eigentlich immer gelebt" hat. Er war es gewohnt, sich sein Arbeitsleben weitestgehend selbst zu organisieren. Das tat er auch im hohen Alter noch, das war seine Kunst des Alterns.

8.3.2 „Ich habe keine Schmerzen, und ich gehe noch mit meinem weißen Stock allein spazieren, weil ich das Gefühl der Unabhängigkeit schätze"

Auch Marie Jahoda hatte ihre eigene Kunst des Alterns für sich entwickelt. In einem Interview mit der „Zeit", „Wie kommt man durchs Leben, Frau Jahoda?" (1999/24), beschreibt sie im Alter von 92 Jahren folgende Szene:

> „Seit dem Schlaganfall ist das Leben schwierig geworden. Besonders, weil ich blind bin. Was ich am meisten vermisse, ist das Schreiben mit der Hand. Und ich höre nicht gut, und meine Knie sind steif, und meine Arme funktionieren nicht so gut. All die normalen Alterserscheinungen. Ich bin aber froh, dass ich geistig an der Welt teilnehmen kann […]. Ich habe keine Schmerzen, und ich gehe noch mit meinem weißen Stock allein spazieren, weil ich das Gefühl der Unabhängigkeit schätze. Der Blindenstock hat mein Vertrauen in die Menschheit vergrößert. Wenn ich an einer Straßenecke stehe, dauert es nur zwei Minuten, und es kommt ein halbes Dutzend Leute, um mir über die Kreuzung zu helfen."[51]

In diesem Interviewauszug beschreibt Marie Jahoda ihre schwerwiegenden körperlichen Leiden im Alter. Am schlimmsten trifft sie, als intellektuelle Frau, die gerne liest und schreibt, das Erblinden. Trotzdem ist sie „froh", dass sie „geistig an der Welt teilnehmen kann". Sie fühlt sich auch im hohen Alter noch in die Gesellschaft integriert und ihre produktive Orientierung drückt sich in einer „geistigen" Teilnahme aus. Sie kann im Alter ihr „Vertrauen in die

51 https://www.zeit.de/1999/24/199924.gr._geschichte_j.xml/komplettansicht?print (abgerufen am 20.07.2020)

Menschheit" vergrößern, weil sie erlebt, dass Menschen ihr helfen. Sie macht im Alter eine Erfahrung, die ihr als Jüdin in ihrem Leben oft verweigert wurde. Diese Erfahrungen beschreibt sie in ihren Lebenserinnerungen „Ich habe die Welt nicht verändert" (2002). Sie hat sich die „objektiven Erlebniskategorien" von Arbeit für ihr spätes Leben angepasst. In ihrem Alltag als alter und blinder Mensch vermittelt sich ihr das Gefühl sozialer Zugehörigkeit und das macht sie „froh".

8.4 Objektive Erlebnis- und Wahrnehmungskategorien des Älterwerdens als Thema von Gruppendiskussionen

In den Interviews und Gruppendiskussionen, die wir für diese Untersuchung geführt haben, und in den Beispielen aus der Literatur, die wir anführen, geht es um die „produktiven Orientierungen" älterer Menschen. „Produktive Orientierungen" lassen sich bis ins hohe Alter in vielfältiger Weise realisieren. Sie drücken sich beispielsweise in einer besonderen Fürsorglichkeit aus, die ältere Menschen ihren Mitmenschen zukommen lassen wollen. Eine Fürsorglichkeit, die sich auch auf die Dinge in ihrer Umgebung bezieht. „Produktive Orientierungen" im Alter können sich aber auch in Erinnerungen ausdrücken. Wir haben es in unseren Gesprächen häufig erlebt, dass ältere Menschen sich gerne an frühere Zeiten erinnern und diese Erinnerungen gerne mitteilen. Um Erinnerungen zu wecken, haben uns unsere Gesprächspartnerinnen und -partner ihre Fotoalben gezeigt oder über Gegenstände gesprochen und sie hervorgeholt, an die sie besondere Erinnerungen knüpfen. „Produktive Orientierungen" zeigen sich auch in den möglichen Formen der Beziehungen, die alte und ältere Menschen eingehen, in Freundschaften, Bekanntschaften oder solidarischen Gemeinschaften. Diese realisieren sich in Wohnformen, Lebensformen oder Gesellschaftsformen, die sie sich für ihr Leben wünschen und zu realisieren suchen.

In unseren Gruppendiskussionen wurden ebenfalls viele Erfahrungen und Erlebnisse des Älterwerdens geschildert, die in Zusammenhang mit den „objektiven Erlebniskategorien von Arbeit" zu verstehen sind, wie sie Marie Jahoda diskutiert. Das Älterwerden bringt Veränderungen im Erleben des Umgangs mit anderen, der Blicke der anderen, der körperlichen Erfahrungen, der Status- oder Identitätserlebnisse oder der Zeit- und Raumerfahrungen mit sich. Viele Erfahrungen und Erlebnisse der Teilnehmer und Teilnehmerinnen unserer Gruppendiskussionen wurden nicht bloß als subjektive Erfahrungs- und Erlebensweisen des Älterwerdens verstanden, sondern waren Erfahrungen und Erlebnisse, die alle Teilnehmerinnen und Teilnehmer erfahren und erleben. Es geht beim produktiven Altern auch darum, zu diesen objektiven Erlebnis-, Erfahrungs- und Wahrnehmungskategorien eine Haltung zu entwickeln und ihrer Reflexion eine Möglichkeit einzuräumen. Im Folgenden wollen wir deshalb solchen objektiven Erfahrungen, Erlebnissen und Wahrnehmungen des Älterwerdens ein eigenes Kapitel widmen und sie am Beispiel einer weiteren Gruppendiskussion herausarbeiten und verstehen.

In einer Gruppendiskussion erzählt ein Teilnehmer, dass er oft das Gefühl hat, dass er als älterer Mensch von seiner Umgebung nicht mehr als ein Mensch mit ganz persönlichen Erfahrungen, einer Berufsbiografie, eigenen Bedürfnissen und Wünschen wahrgenommen wird, sondern bloß als zu der abstrakten Gruppe alter Menschen mit bestimmten, dem Alter zugehörigen allgemeinen Eigenschaften zugehörig. Darin steckt die betrübliche Erfahrung, dass „die Jüngeren" an einem das Interesse verlieren. Blicke der anderen werden als abwertend und aberkennend erfahren und allzu häufig vermittelt sich im Lebensalltag das Gefühl, nicht mehr ernst genommen zu werden.[52] Dies drückt sich für ihn im Alltag beispielsweise darin aus, dass er oft in der „dritten Person" angesprochen wird. Beispielsweise im Supermarkt, wenn eine Verkäuferin ihn fragt: „Ja, was suchen wir denn?" In seiner aktiven Zeit im Beruf hat der Teilnehmer der Gruppendiskussion für sich immer darauf geachtet, seine Kunden und Kundinnen in der Höflichkeitsform anzusprechen. Für ihn war das eine Form des würdigen Umgangs miteinander. Nun, in seinem Rentenleben, passiert es ihm, dass man ihn in einer unpersönlichen „Wir"-Form anspricht.

52 Bernd Seeberger und Angelika Braun haben ein Buch herausgegeben, „Wie die anderen altern. Zur Lebenssituation alter Menschen am Rande der Gesellschaft" (2003), in dem verschiedene Aufsätze über das Altern zusammengestellt sind. In einem Aufsatz mit dem Titel „Alte Schnulzen – ewig junger Schlager" diskutiert Johannes Florian einen passenden Gedanken. Er schreibt, dass „ältere Menschen ihren körperlichen Gesundheitszustand und ihr persönliches Altern anders beurteilen, als dies […] die Sichtweisen von außen nahe legen" (S. 328). Wie man sich selbst erlebt und wie andere einen beurteilen, ist nicht nur im Alter meist verschieden, aber gerade im Alter wird es einem häufig besonders deutlich (gemacht).

Die Frage „Ja, was suchen wir denn?" erfährt er als eine Distanzlosigkeit. Er fühlt sich vom Individuum zum Allgemeinen degradiert. Zu einem allgemeinen alten Menschen, von dem man ausgeht, dass er hilfsbedürftig ist, selbst wenn er es noch gar nicht ist. Er wird nicht als ein „erfahrener und gestandener" Mann angesprochen, der immer einen Rat für andere übrig hat, der aus reicher Lebenserfahrung schöpft, dem man seither ganz selbstverständlich mit Respekt und Höflichkeit begegnet ist. Im Supermarkt passiert es ihm, dass man ihn spontan und ganz selbstverständlich in der Rolle eines alten und hilfsbedürftigen Menschen anspricht. Es rückt ein Blick auf ihn in den Mittelpunkt seiner Lebenserfahrung, mit dem er sich zwar identifizieren kann, der ihm aber bezogen auf all das, was seine Identität noch ausmacht, zu dominant erscheint.

Die Gesellschaft zeigt einen kalten und abweisenden Blick[53] auf ihn, einen Blick, den unsere Gesellschaft spontan und selbstverständlich auf alte Menschen wirft. Auf einmal zählt nicht mehr, was man im Leben erreicht hat, was man entwickelt oder gemacht hat. Die gesellschaftliche Identität eines älteren Menschen fällt zusammen auf das Bild des bloß alten und hilfsbedürftigen Menschen, der nun nicht mehr in der Lage zu sein scheint, für sich selbst zu sorgen. Die Verkäuferin drückt damit dem alten Menschen eine Haltung gegenüber aus, wie sie oft Kindern entgegengebracht wird. Das ist für ihn eine erschütternde Erfahrung. Mit einem solchen Blick von anderen auf sich selbst muss man erst mal fertig werden.

53 In seinen Vorlesungen „Wie wollen wir leben?" (2011) beschäftigt sich Peter Bieri mit der Bedeutung der „Blicke der Anderen" für das eigene Identitätserleben. Er schreibt: „Wir leben die meiste Zeit unter dem Blick der Anderen und dieser Blick kann uns wegführen von uns selbst und hinein in ein entfremdetes Leben, das nicht mehr durch unsere Bedürfnisse definiert wird, sondern durch die Erwartungen der Anderen. […] Sich selbstbestimmt zu entwickeln, kann nur heißen, dem Blick der Anderen zu begegnen und ihm standzuhalten. Am einfachsten wäre das, wenn wir allen Blicken mit einer unabhängigen seelischen Identität entgegentreten könnten. Doch eine Identität, die in ihrem Entstehen und ihrer Gültigkeit ganz von den Anderen unabhängig wäre, gibt es nicht. Und so kann eine selbstbestimmte Auseinandersetzung mit dem fremden Blick nur darin bestehen, sich stets von neuem zu vergewissern, wer man ist." (S. 30 f.)

8.4.1 „So schlimm ist die Jugend ja gar nicht. Man muss sie ernst nehmen und ihnen entgegenkommen"

Ein anderer Teilnehmer der Gruppendiskussion bringt in das Gespräch ein, dass er in seinem Alltag die Erfahrung macht, dass Menschen ihm höflich und respektvoll begegnen. Er sagt:

> „Wir gehen häufig spazieren und sehen an einer Stelle oft Leute sitzen, die ein bisschen sozial am unteren Ende stehen. Wenn wir da vorbeigehen, dann grüßen die uns höflich. Dann denke ich heimlich, so schlimm ist die Jugend ja noch gar nicht. Man muss sie natürlich alle ernst nehmen und man muss ihnen entgegenkommen, ja, aber dass man an Individualität verliert und dass einem das abgesprochen wird im Alter, ist typisch. Allerdings ist es schon immer so gewesen. Schon Goethe schreibt: Es ist ein jeder alte Mann ein König Lear.[54]"

54 In William Shakespeares Drama „König Lear", auf das sich der in die Gruppendiskussion eingebrachte Weisheitsspruch von Johann Wolfgang von Goethe bezieht, den dieser in der Verssammlung „Zahme Xenien" in seinem Alterswerk veröffentlicht hat, bezieht sich Goethe auf die Tragödie von König Lear. Dieser will im Alter sein Königreich vererben und rückt damit ins Zentrum des Interesses aller Menschen um ihn herum. Es entfaltet sich eine Tragödie, bei der König Lear am Ende an einem gebrochenen Herzen stirbt. Goethes Gedicht lautet dazu:
„Ein alter Mann ist stets ein König Lear! –
Was Hand in Hand mitwirkte, stritt,
Ist längst vorbeigegangen,
Was mit und an dir liebte, litt,
Hat sich woanders angehangen;
Die Jugend ist um ihretwillen hier,
Es wäre törig zu verlangen:
Komm, ältele du mit mir."
Der Teilnehmer in der Gruppendiskussion macht deutlich, dass es für ihn eine Erkenntnis des Älterwerdens ist, dass man nicht von jedem Menschen verlangen kann, dass ihm zu jeder Zeit gegenwärtig ist, was es bedeutet, alt zu werden. Auch Goethe sieht eine mögliche gesellschaftliche Spaltung zwischen jungen und alten Menschen und sucht sie zu verstehen. Aber ist es wirklich „törig" zu verlangen, dass eine Spaltung zwischen Jung und Alt nicht auch wieder rückgängig gemacht werden kann? Dieser Teilnehmer der Gruppendiskussion erlebt, dass es auch jüngere Menschen gibt, die ihm mit Würde und Respekt begegnen, so wie er sich das wünscht.

Von Menschen, die selber einen abwertenden gesellschaftlichen Blick auf sich kennen, erfährt dieser Teilnehmer, dass sie ihn und seine Frau anders sehen können als viele in ihrer Umgebung. Junge Menschen, die ebenfalls an den Rand der Gesellschaft gedrängt werden, begegnen ihnen in einer Weise, die ihrem Selbstbild besser entspricht als der konventionelle Blick auf sie. Als alter Mensch kann man sich als „sozial am unteren Ende" stehend erleben. Wenn man von jungen Menschen, die ebenfalls „sozial am unteren Ende" stehen, höflich gegrüßt wird, tröstet einen das. In dieser gemeinsam geteilten Erfahrung verliert sich der Unterschied zwischen Alt und Jung.

8.4.2 „Wir haben ein großes Erfahrungswissen, von dem die jungen Menschen noch außergewöhnlich viel lernen könnten"

Wenn dieser Teilnehmer solche Erfahrungen macht, kann er etwas weniger streng über die „Jugend" denken, die nicht allzu selten alte Menschen nicht mehr recht ernst nimmt und ihnen ihre „Individualität" abspricht. In dem Gesagten drückt sich ein starker Wunsch aus, auch im Alter noch ernst genommen zu werden und nicht bloß den oberflächlichen Blick auf den alten Körper zu erfahren, sondern einen tiefer gehenden und anerkennenden Blick auf einen lebenserfahrenen und lebendigen Geist.

In seinem Beruf war er sehr erfolgreich. Er hat seinen Beruf mit Leidenschaft ausgeübt und war produktiv. Er würde heute gerne mit seinen jüngeren Kollegen und Kolleginnen seine Erfahrungen teilen. Er sagt im Gespräch:

> „Es geht nicht nur darum, dass der alte Mensch produktiv ist, sondern, dass die jüngeren davon auch häufig etwas aufnehmen können. Wir haben ein großes Erfahrungswissen und da könnten die jungen Menschen von den alten Damen und Herren noch außergewöhnlich viel lernen."

Dieser Teilnehmer der Gruppendiskussion möchte nicht bloß Leistungen empfangen und von der Unterstützung anderer abhängig sein. Er möchte auch etwas weitergeben können aus seinem reichen Erfahrungsschatz. Er wünscht sich einen Dialog zwischen den Generationen, von dem jeder etwas haben kann. Er kritisiert, dass viele junge Menschen heute nicht mehr, wie noch zu seiner Zeit, offen für die Erfahrungen der alten Menschen sind, von denen sie „außergewöhnlich viel lernen" könnten.

Ein anderer Teilnehmer der Gruppendiskussion will nicht bloß unproduktiv „rumwuseln". Sein Anspruch war es immer – und ist es noch –, möglichst produktiv zu sein und so lange, wie es geht, auch zu bleiben. Das, was er anpackt, will er auch richtig machen, im Sinne einer „angemessenen" Produktivität. In der Gruppendiskussion sagt er:

> „Unter ‚produktiv zu sein' verstehen wir oft: ‚Was machst du alles noch?' Aber ich will nicht bloß rumwuseln, sondern auch einen Lebenssinn haben und gucken, wo bekomme ich einen Orientierungsrahmen, mit dem ich zurechtkomme."

In der Überlegung des Teilnehmers steckt auch die Frage: „Was will ich noch machen und was brauche ich eigentlich nicht mehr?" „Wann bringt mir eine Tätigkeit etwas und wann ‚wusel' ich bloß noch rum?" Ihm geht es auch darum herauszufinden, was ihm wichtig ist und was eigentlich nicht mehr so wichtig ist. Dazu setzt er seine körperliche Verfassung ins Verhältnis zu den Dingen, die ihm Spaß machen oder eben auch weniger Spaß machen.

Der Rhythmus des Lebens im Alter ist ein anderer als einer in jungen Jahren. Er muss im Alter neu entwickelt werden, sich neuen und anderen Körpererfahrungen und -bedürfnissen unterordnen. Ein Teilnehmer hat das für sich akzeptiert. Er möchte produktiv bleiben und nicht deprimiert werden. Er sagt:

> „Ich kann von Glück sagen, dass ich noch keine Krankheit habe, wo man weiß, es bleibt noch ein halbes Jahr oder sechs Wochen. Als ich jetzt 80 wurde, am Abend vorher, habe ich mich gefragt: Soll ich mich jetzt freuen, oder soll ich Angst haben? Weil bei uns im Kreis sind viele im Alter von 80 Jahren schon gestorben."

Dieser Teilnehmer der Gruppendiskussion hat sich selbst gegenüber eine freundliche Gelassenheit entwickelt, was aber nicht heißt, dass er vorhat, sich vollständig zur Ruhe zu setzen und auf den Tod zu warten. Er macht alles „eben ein bisschen langsamer". Er haushaltet mit seinen Kräften. Er ist sehr interessiert, sich zu bilden und weiterzubilden. Auch hält er selber noch möglichst viele Vorträge und versucht sich immer auf dem neusten Stand der Diskussionen zu halten. In der Diskussion erzählt er, wie er sich heute auf Vorträge vorbereitet:

> „Wenn ich jetzt im Januar wieder drei Tage ein Seminar über Identität und Lebenswege halte, geht es für mich heute auch um die Frage: ‚Halte ich das körperlich aus?‘ ‚Wie geht es mir danach abends?‘ ‚Halte ich das konzentrationsmäßig aus?‘ Du musst dich ja drei Tage mit 40 Leuten beschäftigen und so arbeiten, dass die sagen: ‚Bis zum nächsten Mal.‘ In der Regel ist es bisher auch so gewesen, dass die Leute wiedergekommen sind.“

Wo ist die Balance zwischen bloßem „Rumwuseln“, zu viel Ruhe und Besinnlichkeit, Isolation und Einsamkeit und übertriebener Aktivität? Das Alter ist eine neue Lebensphase, in der viele, wenn nicht alle Routinen des Alltags neu ausgelotet werden müssen. Der Teilnehmer sagt, dass man „nie weiß, wo macht mein Körper mir einen Strich durch die Rechnung“. Er muss nun viel mehr auf seinen Körper hören als in jungen Jahren. Aber es macht auch keinen Sinn, sich in sein Schneckenhäuschen zurückzuziehen und gar nichts mehr von dem zu machen, was man lange Jahre seines Lebens mit Freude gemacht hat. Man muss bisweilen gute Kompromisse finden.

8.4.3 „Es gibt viele Aktivitäten, bei denen man sich als Älterer anschließen kann“

Ein Teilnehmer einer Gruppendiskussion möchte, trotz körperlicher Einschränkungen, noch schöne Reisen machen, so lange, wie es geht. In der Gruppendiskussion sagt er:

> „Ich habe mal von einem Reiseanbieter gehört, der Reisen für Ältere anbietet, sodass man als älterer Mensch auch mal in Nachbarländer kommt, um sich da mal zu informieren, wie läuft das da? Es gibt viele Aktivitäten, bei denen man sich als Älterer anschließen kann. Das finde ich sehr wichtig.“

Für diesen Teilnehmer der Gruppendiskussion gehört es zu einem guten Leben, Reisen in „Nachbarländer“ zu machen. In jüngeren Jahren hat er das ganz selbstverständlich auf die eigene Faust getan. Jetzt im Alter geht das nicht mehr so. Deswegen denkt er darüber nach, betreute Reisen für ältere Menschen zu nutzen, um das Reisen noch weiterhin ausüben zu können. Er sagt: „Alleine geht’s nicht mehr“, aber verzichten will er deswegen nicht. Die betreute Gruppenreise erscheint ihm als eine gute Lösung. Aber nicht nur beim Reisen lässt er sich auf Unterstützung ein. Er steckt voller Lebenslust und Tatendrang, das gehört zu ihm und das möchte er sich nicht nehmen lassen.

8.4.4 „Da muss man sich erst mal mit auseinandersetzen, dass man vieles im Alter nicht mehr so kann. Das ist schwer"

Eine Teilnehmerin der Gruppendiskussion erlebt sich heute als „hilfsbedürftig". Das ist eine Erfahrung, die neu für sie ist. Sie ist sehr in ihren Bewegungen eingeschränkt. Wo sie früher selbstständig war, ist sie heute auf die Hilfe und Unterstützung ihres Mannes angewiesen. In jüngeren Jahren war sie immer ohne größere Schwierigkeiten „aktiv" und hat „alles organisiert". Heute kann sie das nicht mehr allein. In der Gruppendiskussion sagt sie:

> „Ich war immer sehr aktiv. Ich habe immer alles vorbereitet, ich habe alles organisiert und jetzt muss mein Mann das mit mir machen. Und da bin ich ihm sehr dankbar, dass er das mit mir macht. Ich kann mich zum Beispiel gar nicht mehr alleine anziehen. Was das für den Menschen bedeutet, der sich nun jetzt bedienen lassen muss. Da muss man sich erst mal mit sich selber auseinandersetzen. Das man das alles nicht mehr kann. Das ist schwer."

Es ist „schwer" zu erfahren, dass sich das Leben in einer Weise ändert, mit der man sich eigentlich nicht identifizieren kann. Dieser Teilnehmerin der Gruppendiskussion setzen ihre Körpererfahrungen harte Grenzen in der Gestaltung ihres Alltagslebens und den Dingen, die ihr viel Freude machen. Von der Organisatorin, von der Anführerin, von der treuen Unterstützerin ihres Mannes wird sie zur Hilfsbedürftigen und zur Abhängigen. Das ist das genaue Gegenteil von dem, was sie gerne sein will. Sie ist gezwungen, ihre alltäglichen Erfahrungen, ihre Lebensroutinen aufgrund ihrer körperlichen Verfassung in einem erheblichen Maße einzuschränken. Das ist sehr schmerzlich. Das verändert auch die Beziehung zu ihrem Mann. Die beiden müssen ihre Beziehung neu finden. Das Altern erweist sich als eine soziale Störung des gewohnten Alltags, als eine subjektiv und objektiv neue Lebenssituation. Sie müssen ihr gemeinsames Leben neu organisieren. Das ist nicht einfach, aber sie können das.

In der Gruppendiskussion werden vielfältige Körpererfahrungen geschildert, die man im Alter anders erlebt, die einem deutlich das Älterwerden vor

Augen führen. Solche Körpererfahrungen bringen das selbstverständlich gewordene Zeiterleben durcheinander. Das lässt sich nicht einfach ignorieren. Ein Teilnehmer schildert, dass in seinem Alltag heute alles viel langsamer abläuft als früher. Als er noch jünger war, hat er sich beim Verlassen seiner Wohnung schnell die Schuhe zugebunden, die Jacke übergeworfen und ist zur nächsten Bushaltestelle geeilt. Aus seiner heutigen Perspektive erscheinen ihm solche unbedarften Anziehrituale in ferne Vergangenheiten gerückt. Er sagt:

> „Wenn früher alte Leute sagten: ‚Wenn ich aufgestanden bin, muss ich erst mal meine Knochen sortieren', dachte ich nur: ‚Wovon reden die?' Inzwischen weiß ich das. Dass ich mich mal mit jemanden über dieses wunderbare Ding [holt eine Strumpfanziehhilfe aus der Tasche] unterhalten kann, hätte ich auch nie gedacht. Das ist für Stützstrümpfe. Das heißt, das Thema Gesundheit begleitet mich auf einmal jeden Tag. Weil ich nie weiß, wo macht mein Körper mir einen Strich durch die Rechnung."

Heute kommt es vor, dass er 20 Minuten oder gar eine halbe Stunde braucht, um seine Wohnung zu verlassen. Zum Anziehen seiner Stützstrümpfe braucht er eine Anziehhilfe und auch das Zubinden seiner Schuhe und das Anziehen von Jacke, Schal und Mütze im Winter geht nicht mehr leicht und selbstverständlich von der Hand. Er versucht sich damit zu arrangieren. Er sagt:

> „Es geht alles langsamer. Das gehört für mich zu einem guten Altern inzwischen dazu. Das ich weiß, bevor ich aus dem Haus gehe brauche ich eine halbe Stunde bis Viertelstunde, um mich anzuziehen. Strümpfe, Schuhe, geht alles langsamer. Das ist keine Schwächung unbedingt. Wenn ich mich darüber ärgere, würde ich mir selbst im Weg stehen. Sondern ich sag mir einfach, das ist jetzt mein Leben."

Der Teilnehmer schämt sich nicht, dass er oft auf die Toilette muss, weil er Entwässerungstabletten nimmt. Es kann passieren, dass er gerade dann, wenn er angezogen ist, sich wieder ausziehen kann, weil in der Zwischenzeit die Blase drückt. Es ist jetzt einfach so, er steht dazu. Er sagt:

> „Mein Kardiologe hat bei mir eine Herzschwäche festgestellt aufgrund von Vorhofflimmern. Jetzt muss ich Entwässerungstabletten nehmen

> und die wirken natürlich ab und zu und dann muss ich halt nach draußen. Ich merke natürlich auch, dass Kräfte einfach weniger werden. Und dazu stehe ich auch."

Dieser Teilnehmer begegnet solchen Körperäußerungen humor- und verständnisvoll. Er arrangiert sich mit ihnen. Um alles so wie früher zu erledigen, dafür müssten Tag und Nacht heute mindestens 48 Stunden haben.

8.4.5 „Mit Einkaufstaschen eine Treppe ohne Geländer hochzusteigen, das schaffe ich nicht mehr"

Nicht nur macht man andere Zeiterfahrungen, auch macht man neue Raumerfahrungen. Nicht jeder denkt in jungen Jahren schon an die Beschwerlichkeiten im Alter. Ein Teilnehmer der Gruppendiskussion lebt schon seit mehr als 20 Jahren gerne in seiner Wohnung. Er hat sich dort eingerichtet, er fühlt sich in der Wohnung „wohl". Er sagt:

> „Als ich mit 60 in diese Wohnung zog, da habe ich nicht drauf geachtet, dass da kein Aufzug ist, Treppensteigen ist ein gewisses Problem. Also mit Einkaufstaschen ohne Geländer schaffe ich das nicht."

Wieder ist es die Erschütterung einer Selbstverständlichkeit, die einen darauf aufmerksam macht, dass man älter wird. In jüngeren Jahren ist dieser Teilnehmer die Treppen zu seiner Wohnung mit kräftigen Schritten hochgestiegen. In einer Hand die Einkaufstasche, in der anderen Hand die Zeitung vom Kiosk um die Ecke. An ein Geländer hat er keinen Gedanken verschwendet. Heute ist das anders. Heute weiß er unten an der Treppe nicht, wie er seine Einkaufstasche hochbekommen soll. Nun steht er schon unten an der Treppe jeden Tag vor einem abenteuerlichen Aufstieg. Er nimmt sich zwar jeden Tag vor, seine Muskeln zu trainieren, damit der Aufstieg in den zweiten Stock nicht immer beschwerlicher wird, aber ihm wird auch klar, dass er nicht noch weitere zehn Jahre in dieser Wohnung wird leben können, in der er sich wohlfühlt, in der er zu Hause ist, selbst wenn er täglich seine Muskeln trainieren müsste.

Eine andere Teilnehmerin der Gruppendiskussion macht die Erfahrung, dass sie sich nicht mehr so einfach wie früher in der Badewanne waschen kann. Hinein kommt sie noch leichter als heraus, aber auch das „Hinknien" ist schwierig geworden:

> „Ja rein kommt man ja, aber raus nicht. Eine Dusche wäre viel praktischer. In die Badewanne reinkrabbeln und dann hinknien und waschen ist nicht mehr so toll."

Als diese Teilnehmerin in ihre Wohnung zog, hatte sie kein Problem damit, sich in einer Badewanne zu duschen, das sieht heute anders aus. Aber deswegen ihre Wohnung zu verlassen, kommt für sie noch nicht infrage. Noch geht das Waschen so, wie sie es schon immer gemacht hat, es ist nur einfach „nicht mehr so toll".

9 Abschließende Reflexionen

Unsere Untersuchung zeigt anhand von Lebenserfahrungen älterer und alter Menschen, wie sich Produktivität im Alter erhalten und umgestalten kann. Es geht um eine besondere Reife, die einen neuen Blick auf die persönlichen Lebenserfahrungen gewährt. Eine solche Perspektive verbindet sich nicht selten mit Glückserfahrungen, guten Lebenserinnerungen und Freude am Dasein. Auch im Älterwerden kann man neue Formen der Selbstbestimmung und Selbsttätigkeit gewinnen. So haben es viele unserer Gesprächspartnerinnen und Gesprächspartner erzählt und beschrieben.

Dabei kommt den Erinnerungen eine besondere Bedeutung zu. In Erinnerungen wird über Gefühle nachgedacht, „Gefühle und Erfahrungen" werden „in einen Zusammenhang" gebracht und es werden nachträglich Worte dafür gefunden, was man „seinerzeit" vielleicht noch „nicht verstanden hat". „Das ist ein geistig-seelischer Vorgang, den auch die Psychoanalyse als heilend erkannt hat" (S. 66), schreibt die Psychoanalytikerin Margarete Mitscherlich in ihrem Buch „Die Radikalität des Alters. Einsichten einer Psychoanalytikerin" (2011). Mit Erinnerungen wird dem Leben ein Sinn gegeben. Erinnerungen sind ein aktiver Widerstand gegen das Vergessen, der auch gesellschaftlich für uns alle wichtig ist. Nicht zuletzt kann in Erinnerungen Verdrängtes, Verleugnetes, Beschämendes und Verschuldetes bearbeitet werden – auch das gehört zu einem reifen Charakter. Erinnerungen fördern zudem neue Erinnerungen und regen das wechselseitige Zuhören und Nachdenken an, sie sind aktiv und produktiv. Mitscherlich zitiert den Erziehungswissenschaftler Micha Brumlik, um solche Gedanken zu vertiefen, der schreibt: „Trieb und Aggression" sind bei einem reifen Charakter „nach Möglichkeit aus Einsicht und nicht mehr aus unbegriffenem Schuldbewusstsein heraus zu zügeln" (S. 68). Eine solche Einsicht in sein eigenes Leben zu gewinnen, gehört zur Kunst des produktiven Alterns.

Ein angemessenes Wohlsein im Alter erlangt man, indem man sich ganz aktiv mit dem Thema „wie man sein Alter verbringen möchte" auseinandersetzt, schreibt Liselotte Vogel in ihrem Buch „Ich lebe weiter selbstbestimmt! Für einen mutigen Umgang mit dem eigenen Alter" (2009). In unseren Interviews und Gruppendiskussionen wurden vielfältige Erfahrungen in Bezug auf das Älterwerden beschrieben und ausgeführt. Es ist sehr lohnend, sich auch weiterhin vertiefend mit der Bedeutung von Erfahrungs- und Erlebniskategorien des Älterwerdens zu beschäftigen. Es gibt bestimmte Realitäten, mit denen sich jeder Mensch früher oder später auseinandersetzen muss. Das ist nicht immer leicht, sondern oft auch kränkend und bedrückend. Es lohnt sich, zu diesen Herausforderungen eine kreative Haltung zu entwickeln. Die Kunst des Alterns liegt darin, „produktive Orientierungen" für sich zu erhalten und ihnen eine altersspezifische Gestalt zu geben. Dazu haben Erich Fromm und Marie Jahoda voneinander unabhängige sozialpsychologische Perspektiven entwickelt, die sich in unserer Untersuchung weitgehend bestätigt haben.

Liselotte Vogel hat eine ganz eigenständige, alltagspraktische Haltung zum Älterwerden entwickelt, die sie wie folgt zusammenfasst:

> „[B]ei diesen Überlegungen, wie man sein Alter verbringen möchte, geht es nicht darum, sich selbst aufzugeben, wie viele befürchten, sondern im Gegenteil um eine von Ängsten und Sorgen freie Zeit. Wer vorher regelt, wie er es gerne haben möchte, der muss nicht befürchten, am Ende ‚abgeschoben' zu werden oder auf ein ‚Abstellgleis' zu geraten. Die Auseinandersetzung mit dem Thema als Chance zu verstehen und zu nutzen bedeutet, auch im Alter selbstbestimmt zu leben […]. Es wäre schön, wenn wir der […] Frage: ‚Wohin mit den Alten?' recht selbstbewusst mit einer klaren Antwort begegnen könnten: ‚Das bestimme ich selbst!' Oder: ‚So will ich leben.'" (S. 11)

Liselotte Vogel bestärkt alte Menschen in ihren auf Selbstständigkeit zielenden Haltungen und Handlungen und fordert sie auf, darüber nachzudenken, wie sie ihr Leben verbringen wollen. Um ein möglichst selbstbestimmtes Leben im Alter zu leben, um auch im Alter möglichst produktiv zu sein, lohnt es sich schon in jüngeren Jahren darüber nachzudenken, wie man später leben will. Wir wollen unsere Forschungsarbeit mit einem Appell von Lieselotte Vogel abschließen:

„Es sind Ihre Jahre, es ist Ihr Leben, und keiner weiß besser, was Sie sich wünschen, als Sie selbst.“ (o. S.)

Literatur

Benjamin, W. (1928, 1980): „Ursprung des deutschen Trauerspiels“. Gesammelte Schriften. Werkausgabe Bd. I. Suhrkamp Verlag (Frankfurt am Main).

Bieri, P. (2011): „Wie wollen wir leben?“. dtv (München).

Bloch, E. (1959, 1985): „Das Prinzip Hoffnung“. Bd. I. Suhrkamp Verlag (Frankfurt am Main).

Brecht, B. (1967): „Die unwürdige Greisin“. GW II. Prosa I. Suhrkamp Verlag (Frankfurt am Main).

Böhle, F. (Hrsg.) (2017): „Arbeit als Subjektivierendes Handeln. Handlungsfähigkeit bei Unwägbarkeiten und Ungewissheit“. Springer VS (Berlin).

Bourdieu, P. (1978): „Die feinen Unterschiede. Kritik einer gesellschaftlichen Urteilskraft“. Suhrkamp Verlag (Frankfurt am Main).

Cohn, R. C. (1975): „Von der Psychoanalyse zur themenzentrierten Interaktion: von der Behandlung einzelner zu einer Pädagogik für alle“. Klett-Cotta (Stuttgart).

De Beauvoir, S. (1977): „Das Alter“. Rowohlt Taschenbuch Verlag (Reinbek bei Hamburg).

Fromm, E. (1936b): „Autorität und Familie. Geschichte und Methoden der Erhebungen“. GA Bd. III.

Fromm, E. (1937a): „Zum Gefühl der Ohnmacht“. GA Bd. I.

Fromm, E. (1941a): „Die Furcht vor der Freiheit“. GA Bd. I.

Fromm, E. (1947a): „Psychoanalyse und Ethik. Bausteine zu einer humanistischen Charakterologie“. GA Bd. II.

Fromm, E. (1951b): „Mann und Frau“. GA Bd. VIII.

Fromm, E. (1955a): „Wege aus einer kranken Gesellschaft“. GA Bd. IV.

Fromm, E. (1956a): „Die Kunst des Liebens“. GA Bd. IX.

Fromm, E. (1959b): „Psychologie und Werte“. GA Bd. IX.

Fromm, E. (1959c): „Der kreative Mensch“. GA Bd. IX

Fromm, E. (1960a): „Psychoanalyse und Zen-Buddhismus“. GA Bd. VI.

Fromm, E. (1962a): „Jenseits der Illusionen“. GA Bd. IX.

Fromm, E. (1963c): „Die Medizin und die ethische Frage des modernen Menschen". GA Bd. IX.
Fromm, E. (1964a): „Die Seele des Menschen". GA Bd. II.
Fromm, E. (1966g): „Psychologische Probleme des Alterns". GA Bd. IX.
Fromm, E. (1968a): „Die Revolution der Hoffnung. Für eine Humanisierung der Technik". GA Bd. IV.
Fromm, E. (1970b): „Psychoanalytische Charakterologie in Theorie und Praxis. Der Gesellschaftscharakter eines mexikanischen Dorfes". GA Bd. III.
Fromm, E. (1976a): „Haben oder Sein. Die seelischen Grundlagen einer neuen Gesellschaft". GA Bd. II.
Fromm, E. (1980): „Arbeiter und Angestellte am Vorabend des Dritten Reiches. Eine sozialpsychologische Untersuchung". GA Bd. III.
Freud, S. (1909b): „Analyse der Phobie eines fünfjährigen Knaben". GW Bd. VII.
Freud, S. (1915): „Triebe und Triebschicksale". GW Bd. X.
Freud, S. (1916–17a): „Vorlesungen zur Einführung in die Psychoanalyse". GW Bd. II
Fuchs, T. (2000): „Leib, Raum, Person. Entwurf einer phänomenologischen Anthropologie". Klett-Cotta (Stuttgart).
Funk, R. (2003): „Was heißt ‚produktive Orientierung' bei Erich Fromm? Von Schwierigkeiten des Verstehens". Unveröffentlichter Aufsatz.
Funk, R. (2005): „Ich und Wir. Psychoanalyse des postmodernen Menschen". dtv (München).
Funk, R. (2018): „Die Entwicklung der sozial-psychoanalytischen Theorie Fromms". Vortrag bei der „Second International Erich Fromm Research Conference" in Berlin.
Funk, R. (2020): „Erich Fromm Grundbegriffe". Psychosozial-Verlag (Gießen).
Goethe, J. W. (1813, 1996): Gedichte und Epen I. Hamburger Ausgabe.
Jahoda, M. (1933, 1975): „Die Arbeitslosen von Marienthal. Ein soziographischer Versuch". Suhrkamp Verlag (Frankfurt am Main).
Jahoda, M. (1979): „Ich habe die Welt nicht verändert". In: „Die Zerstörung einer Zukunft. Gespräche mit emigrierten Sozialwissenschaftlern". Hrsg. Manthey, J. Rowohlt Taschenbuch Verlag (Reinbek bei Hamburg).
Jahoda, M. (1983): „Die sozialpsychologische Bedeutung von Arbeit und Arbeitslosigkeit". Bremer Beiträge zur Psychologie, Nr. 23 (8/83).
Jahoda, M. (1983): „Wieviel Arbeit braucht der Mensch. Arbeit und Arbeitslosigkeit im 20. Jahrhundert". Beltz Verlag (Weinheim und Basel).
Jahoda, M. (1985): „Freud und das Dilemma der Psychologie". Fischer (Frankfurt am Main).

Jahoda, M. (1989): „Nichtreduktionistische Sozialpsychologie – ein fast aussichtsloses Unternehmen, zu faszinierend, um es unversucht zu lassen". In: „Marie Jahoda. Sozialpsychologie der Politik und Kultur". Hrsg. Flick, Chr. (1995). Nausner & Nausner (Graz und Wien).

Jaspers, K. (1971): „Einführung in die Philosophie". Piper Verlag (München und Zürich).

Jaspers, K. (1983): „Denkwege. Ein Lesebuch". Piper Verlag (München).

Kaufmann, J.-C. (1995): „Frauenkörper, Männerblicke". UVK (Konstanz).

Kaufmann, J.-C. (1999): „Das verstehende Interview". UVK (Konstanz).

Keil, A.; Scherf, H. (2016): „Das letzte Tabu. Über das Sterben reden und Abschied leben lernen". Herder (Freiburg im Breisgau).

Leithäuser, T. (2001): „Psychoanalyse und tiefenhermeneutische Sozialforschung". In: „Philosophie und Empirie". Hrsg. Claussen, D.; Negt, O.; Werz, M. Verlag Neue Kritik (Frankfurt am Main).

Leithäuser, T. & Volmerg, B. (1988): „Psychoanalyse in der Sozialforschung: eine Einführung am Beispiel einer Sozialpsychologie der Arbeit". Westdt. Verlag (Opladen).

Leithäuser, T. & Volmerg, B. (1977): „Entwurf zu einer Empirie des Alltagsbewußtseins". Suhrkamp Verlag (Frankfurt am Main).

Lorenzen, S. (2017): „Kreativität und Innovationsmanagement. Eine wirtschaftspsychologische Untersuchung am Beispiel der Werbebranche". Verlag Dr. Kovac (Hamburg).

Lorenzer, A. (1976): „Die Wahrheit der psychoanalytischen Erkenntnis. Ein historisch-materialistischer Entwurf". Suhrkamp Verlag (Frankfurt am Main).

Mitscherlich, M. (2011): „Die Radikalität des Alters. Einsichten einer Psychoanalytikerin". Fischer Taschenbuch (Frankfurt am Main).

Mitscherlich, A. & M. (1977): „Die Unfähigkeit zu trauern. Grundlagen kollektiven Verhaltens". Piper Verlag (München).

Morgenthaler, F.; Weiss, F. & Morgenthaler, M. (1984): „Gespräche am sterbenden Fluß. Ethnopsychoanalyse bei den Iatmul in Papua-Neuguinea". Fischer Taschenbuch Verlag (Frankfurt am Main).

Parin, P. (1985): „Zu viele Teufel im Land: Aufzeichnungen eines Afrikareisenden". Europäische Verlagsanstalt (Hamburg).

Proust, M. (1913, 1997): Auf der Suche nach der verlorenen Zeit. Suhrkamp Verlag (Frankfurt am Main).

Safranski, R. (2015): „Romantik. Eine deutsche Affäre". Fischer Taschenbuch (Frankfurt am Main).

Scherf, H. (2013): „Altersreise. Wie wir alt sein wollen." Herder (Freiburg, Basel und Wien).

Schorn, A. (2000): „Das ‚themenzentrierte Interview'. Ein Verfahren zur Entschlüsselung manifester und latenter Aspekte subjektiver Wirklichkeit". Forum Qualitative Sozialforschung, 1(2).

Seeberger, B. & Braun, A. (2003): „Wie die anderen altern. Zur Lebenssituation alter Menschen am Rande der Gesellschaft". Mabuse-Verlag (Frankfurt am Main).

Spaemann, R. (1996): „Personen. Versuche über den Unterschied zwischen ‚etwas' und ‚jemand'". Klett-Cotta (Stuttgart).

Specht, K. (2020): „Wahre Freundschaft. Beziehungskulturen der Freundschaft – eine sozialpsychologische Untersuchung". Tectum (Baden-Baden).

Vogel, L. (2009): „Ich lebe weiter selbstbestimmt! Für einen mutigen Umgang mit dem eigenen Alter". Fackelträger Verlag (Köln).

Volmerg, B.; Senghaas-Knobloch, E. & Leithäuser, T. (1986): „Betriebliche Lebenswelt. Eine Sozialpsychologie industrieller Arbeitsverhältnisse". Westdeutscher Verlag (Opladen).

Yalom, I. D. (2010): „In die Sonne schauen. Wie man die Angst vor dem Tod überwindet". Btb Verlag (München).

Zu Dohna-Schlobitten, Gräfin S.; Fritzsche, H.; Huber, E. et al. (2007): „Fünf Frauen. Jahrgänge 1924–1929. Wege ins Leben". Edition Andreae (Berlin).